CONTRIBUTION A L'ÉTUDE

DES

TROUBLES MÉDULLAIRES

CHEZ LES ATHÉROMATEUX

PAR

Le Docteur E. COPIN

Ancien externe des Hôpitaux
Médaille de bronze de l'Assistance publique

PARIS

G. STEINHEIL, ÉDITEUR

2, RUE CASIMIR-DELAVIGNE, 2

1887

CONTRIBUTION A L'ÉTUDE

DES

TROUBLES MÉDULLAIRES

CHEZ LES ATHÉROMATEUX

IMPRIMERIE LEMALE ET Cⁱᵉ, HAVRE

CONTRIBUTION A L'ÉTUDE

DES

TROUBLES MÉDULLAIRES

CHEZ LES ATHÉROMATEUX

PAR

Le Docteur E. COPIN

Ancien externe des Hôpitaux
Médaille de bronze de l'Assistance publique

PARIS

G. STEINHEIL, ÉDITEUR

2, RUE CASIMIR-DELAVIGNE, 2

1887

TROUBLES MÉDULLAIRES

CHEZ LES ATHÉROMATEUX

AVANT-PROPOS

Pendant notre année d'externat dans le service de M. Lancereaux à l'hôpital de la Pitié, nous avons pris sous la direction de cet excellent maître l'observation d'un vieillard atteint d'impotence fonctionnelle des deux membres inférieurs avec contracture et abolition des réflexes rotuliens. En cherchant à faire rentrer ce malade dans une des formes morbides connues, nous avons eu d'abord quelques difficultés à trouver un type classique duquel on put légitimement le rapprocher. Cependant, la lecture du livre de Leyden sur les maladies de la moelle et de divers mémoires publiés par M. Demange, dans la *Revue de médecine* de ces dernières années nous a fait découvrir des observations analogues. Ces auteurs rapportaient les symptômes constatés chez leurs malades à des lésions diffuses de la moelle, lésions relevant de la sénilité ou d'une endopériartérite des vaisseaux spinaux. L'autopsie de notre malade est venue révéler des altérations semblables. Le système artériel était pris dans sa totalité et l'examen histologique de la moelle pratiqué dans le laboratoire de M. Lancereaux, nous montra des modifications de sclérose diffuse.

C'est l'observation clinique et anatomique de ce malade qui nous a inspiré l'idée de ce modeste travail.

Nous chercherons d'abord à définir ce qu'il faut entendre par moelle sénile et quels sont les rapports de l'involution régressive de la moelle chez les vieillards avec l'artério-sclérose généralisée.

Nous passerons rapidement en revue les différentes formes symptomatiques que l'on a pu rattacher à cet ordre d'altérations spinales, ce sont : l'affaiblissement musculaire progressif des vieillards, le tremblement sénile, la contracture tabétique progressive et enfin d'autres syndromes cliniques simulant, soit la sclérose en plaques, soit une sclérose systématisée de la moelle.

Dans un court chapitre d'anatomie pathologique, nous essaierons de décrire et de préciser en fusionnant nos observations personnelles avec celles des différents auteurs, les caractères microscopiques et histologiques de la moelle chez ces vieillards.

Puis, dans une étude comparative, nous essaierons de limiter la part qu'il convient d'attribuer aux lésions vasculaires dans la production des autres scléroses de la moelle qu'elles soient systématiques ou diffuses. Nous tracerons autant qu'il nous sera possible, le résumé des connaissances actuelles sur la question et nous trouverons peut-être dans cette étude, les éléments d'une différenciation entre ces deux ordres de lésions médullaires : les lésions séniles et les lésions de l'artério-sclérose.

Dans ces derniers temps, des tentatives nombreuses ont été faites pour déposséder la maladie de Parkinson de son rang d'entité morbide. On tente aujourd'hui à confondre la paralysie agitante avec le tremblement dit sénile dans le même groupe des tremblements rhythmés oscillatoires dus à des lésions diffuses de l'axe bulbo-spinal et conditionnés occasionnellement par des émotions vives. Nous présenterons deux observations qui montrent tout au moins que la maladie de Parkinson si elle est fonction d'altérations médullaires ne dépend pas en tout cas d'une altération *athéromateuse* des centres nerveux.

Nous sommes heureux que l'usage nous permette d'adresser ici nos remerciements à nos maitres dans les hôpitaux. Que MM. Descroizilles et Le Dentu, veuillent bien agréer l'expression de notre gratitude pour leur constante bienveillance et les conseils qu'ils nous ont donnés. Nous devons surtout exprimer nos remerciements et notre reconnaissance à M. le Dr Lancereaux dont les enseignements élevés seront notre guide dans notre carrière médicale.

Que M. le professeur Proust reçoive nos plus sincères remerciements pour l'honneur qu'il nous a fait en acceptant la présidence de cette thèse.

———

CHAPITRE PREMIER

FORMES CLINIQUES

A l'exemple de Leyden, on peut rapporter aux lésions médullaires de l'artério-sclérose deux types symptomatiques principaux: la faiblesse paralytique des vieillards, et le tremblement sénile.

Il faut l'avouer, on ne saurait encore établir une adéquation parfaite entre ces termes: l'artério-sclérose de la moelle d'une part, le tremblement ou l'affaiblissement progressif d'autre part. Il serait nécessaire, pour établir entre ces deux ordres de faits un rapport définitif de cause à effet, de posséder un faisceau d'observations cliniques avec autopsies où la constatation des lésions spinales ait suivi la constatation des symptômes présentés pendant la vie. Ces observations manquent encore. Aussi est-il nécessaire de s'appuyer sur le raisonnement pour étayer cette conception, et de tenir compte surtout de ce fait que les vieillards atteints de faiblesse paralytique ou de tremblement sénile sont constamment des athéromateux.

Un troisième type clinique peut au contraire être définitivement considéré comme l'expression de la sclérose médullaire diffuse d'origine artérielle. C'est celui-ci dont Demange a donné la description, et qu'il a baptisé *contracture tabétique des vieillards*. Ici le contrôle anatomique n'a pas fait défaut et les modifications révélées par l'examen histologique de la moelle concordent exactement avec les symptômes observés, et les expliquent d'une façon rationnelle.

Successivement nous résumerons l'histoire clinique de ces trois complexus morbides.

1° — *Affaiblissement musculaire progressif des vieillards.*

Empis (1) a donné la première description de la faiblesse paralytique qu'on rencontre assez communément chez les gens âgés. Certes tous les individus avancés en âge éprouvent une diminution de leur énergie musculaire. Quételet par ses recherches dynamométriques, a montré que la force des muscles qui atteint son maximum de 25 à 30 ans diminue ensuite progressivement. Il n'est pas rare néanmoins de trouver des vieillards de 70 ans, et même des octogénaires capables de fournir encore une somme relativement considérable de travail physique. Tout au moins, les forces subsistent-elles chez la majorité des vieillards dans une mesure suffisante pour les nécessités de la vie de relation. D'autre part l'affaiblissement musculaire progressif que nous étudions ici diffère profon-

(1) EMPIS. Archives générales de médecine, mai 1862. *De l'affaiblissement musculaire progressif chez les vieillards.*

dément de l'asthénie musculaire qui accompagne la décrépitude; car il se montre souvent chez des individus âgés à peine d'une soixantaine d'années, qui jouissent de toutes leurs facultés intellectuelles, dont toutes les fonctions organiques s'accomplissent normalement, et qui présentent encore la plupart des attributs d'une vigoureuse santé. C'est donc bien un état pathologique, et non une nécessité physiologique de l'involution régressive. On en trouverait encore la preuve dans ce fait qu'un traitement bien dirigé peut reconstituer en partie l'énergie musculaire. Empis en cite un exemple remarquable.

L'affaiblissement musculaire progressif des vieillards s'exprime cliniquement par des caractères fort simples. Les malades ne souffrent pas au repos. Mais dès qu'ils essaient le moindre effort, dès qu'ils marchent ou qu'ils travaillent, ils éprouvent une grande lassitude. Aussi les voit-on se condamner volontairement à l'immobilité, et rester la journée entière au lit ou dans leur fauteuil. Les masses musculaires sont cependant à peu près conservées; du moins n'observe-t-on ici rien de semblable à l'atrophie musculaire progressive. Elles ne sont pas douloureuses à la pression. Duchenne (de Boulogne) a noté dans ces cas une diminution de la contractilité électrique. L'étude des réflexes n'a pas été faite; il y a lieu de croire cependant qu'ils sont diminués.

Tout le désordre morbide peut se borner là. Mais assez souvent la faiblesse paralytique des vieillards s'accompagne d'autres phénomènes qui indiquent presque tous une modification du système nerveux central. Ce sont des vertiges, des étourdissements, des bourdonnements d'oreille et des engourdissements passagers dans les membres.

« Les vertiges ont lieu principalement lorsque les malades changent de position; lorsqu'ils sont couchés ou assis et qu'ils se lèvent pour se tenir debout ou pour marcher, souvent la tête leur tourne, comme ils disent, et ils se sentent près de tomber. Par moments, ils sont tout étourdis et accusent des bourdonnements dans les oreilles; d'autres fois après être restés assis quelque temps, ils ressentent dans les mains ou dans les pieds des engourdissements qui cèdent du reste très promptement à un changement de position ou à de légères frictions.

« Ces engourdissements n'ont d'ailleurs rien de durable ni de constant dans leur siège : chez un même malade c'est tantôt à la main, tantôt au pied, tantôt à droite, tantôt à gauche que se montre ce symptôme, et sa mutabilité l'éloigne déjà de l'engourdissement qui pourrait dépendre d'une altération locale de l'encéphale ou de la moelle épinière.

« Lorsque la faiblesse musculaire est portée très haut et qu'elle s'accompagne des troubles de l'innervation que je viens d'indiquer, les malades titubent sur leurs jambes et sont obligés, pour marcher de se servir d'un point d'appui ou de se faire soutenir par quelqu'un; je ne saurais mieux comparer leur état qu'à celui d'une personne, en convalescence d'une longue maladie aiguë qui se lève pour la première fois » (Empis, *loc. cit.*).

Il est impossible de ne pas être frappé de la ressemblance de ces symptômes accessoires (vertiges, étourdissements, bourdonnements d'oreille, engourdissements des membres) avec ceux que détermine l'ischémie passagère des centre nerveux. Ces troubles de nature ischémique de l'encéphale et de la moelle sont très fréquents chez les athéromateux, et relèvent vraisemblablement de modifications matérielles des artères spinales et de celles de l'hexagone. Empis, trouvant dans la physionomie de cet ensemble symptomatique une certaine ressemblance avec la chloro-anémie, émet l'hypothèse d'une *chlorose sénile*, qui expliquerait ces différents désordres. Mais ces troubles nerveux, analogues, il est vrai, à ceux de la chlorose sont plus naturellement imputables à l'ischémie des centres nerveux et à l'athérome de leurs artères. On trouve une démonstration dans le fait signalé par Empis lui-même, de la coexistence fréquente chez ces malades d'affections cardioartérielles.

Quant à la faiblesse musculaire, qui forme le trait principal de ce tableau morbide, à quoi faut-il l'attribuer ?

Est-ce à une myopathie, et s'agit-il par exemple d'un processus d'hypoplasie, d'une altération régressive des fibres musculaires ? Au premier abord, il semble qu'il puisse en être ainsi. Les muscles, à l'âge de la décrépitude, subissent des altérations parallèles à celles de tous les tissus, et en rapport avec l'involution sénile. Les éléments musculaires diminuent d'épaisseur ; les stries deviennent moins nettes. A un degré plus avancé la striation disparaît tout à fait, et la fibre se charge de granulations pigmentaires et graisseuses. A l'œil nu, les modifications des masses musculaires sont déjà appréciables. Le muscle est mou, un peu pâteux; son élasticité a diminué comme sa consistance. Il est pâle, jaunâtre ou rouge lie de vin et non rouge vif. Enfin, les interstices cellulaires sont infiltrés de graisse. C'est là une dégénération qui est comparable, jusqu'à un certain point, à celle des intoxications ou de quelques maladies infectieuses. Elle s'en distingue cependant par sa généralisation. Elle atteint tous les membres en s'accentuant seulement au niveau de certains d'entre eux, les muscles de la paroi abdominale et ceux des membres inférieurs en particulier.

Ces lésions sont celles de la stéatose et de la chromatose musculaires. Elles caractérisent une formation rétrograde, suivant l'expression de Canstatt. et sont en rapport avec l'affaiblissement ultime des vieillards décrépits et très âgés. Mais, comme nous l'avons déjà dit, il ne faut pas confondre cette faiblesse physiologique et en quelque sorte nécessaire des vieillards, avec l'état pathologique que nous décrivons. Ici les muscles ne sont pas atteints dans leur structure intime, ou du moins ils le sont peu, puisque leur vigueur peut reparaître à la suite d'un traitement approprié. Et puis, ce qui défend de songer à une hypoplasie musculaire, c'est la coexistence de ces vertiges et de ces autres phénomènes qui attestent hautement l'intervention du système nerveux central.

Les névrites périphériques pourraient être incriminées. Mais en ce cas, les désordres parétiques se limiteraient à un petit nombre de muscles. De plus il y aurait des douleurs; et la douleur ne fait pas partie de l'ensemble

clinique dont nous avons esquissé le tableau. Il y a cependant chez le vieillard une catégorie de troubles musculaires qui doivent être mis sur le compte de névrites
périphériques. Les vieux artério-scléreux ont souvent
les jambes extrêmement modifiées par des lésions trophiques qui atteignent toutes les parties du membre. Les
ongles des pieds sont épaissis, déformés; les téguments
sont pigmentés, parcourus de varicosités, amincis ou
chroniquement œdématiés; les veines sont variqueuses,
les artères dures; les articulations sont déformées et
sont le siège de craquements; des ulcères rebelles siè-
gent souvent sur les jambes ainsi dystrophiées, et contri-
buent encore à l'accentuation des désordres. Or, il n'est
pas rare dans ces conditions de voir que les muscles du
mollet sont atrophiés, et de constater chez ces malades
une impotence fonctionnelle presque complète des
membres inférieurs, s'accompagnant de douleurs et de
crampes.

Nous avons vu, dans le service de M. Lancereaux, des
malades réalisant ce type morbide.

En présence de tels faits, il est légitime d'attribuer la
parésie musculaire limitée à des névrites périphériques,
dont relèvent aussi vraisemblement les altérations tégu-
mentaires et les arthrites déformantes. Mais la généralisation de la faiblesse paralytique, l'absence de l'élément
douloureux, empêchent de rejeter sur les névrites périphériques la responsabilité du désordre morbide qui nous
occupe.

Restent donc les altérations du système nerveux central. Nous verrons dans un autre chapitre en quoi elles

consistent. Bornons-nous maintenant à leur attribuer la plus grande part de la genèse de la parésie disséminée des vieillards. Leyden n'hésite pas du reste à rattacher formellement la forme clinique décrite par Empis aux lésions de la « moelle sénile ».

Cette opinion est de toute vraisemblance; mais enfin ce n'est encore qu'une hypothèse. Car nous ne connaissons aucune observation moderne et détaillée du syndrome décrit par Empis, où l'examen nécroscopique ait été fait.

L'affaiblissement progressif des vieillards a comme son nom l'indique, une tendance indéfinie à l'aggravation. Cependant quand l'impotence des membres a atteint un certain degré, elle peut rester stationnaire pendant des mois ou même des années. Empis ne paraît même pas douter qu'elle puisse se terminer par la guérison. Il s'exprime de la façon suivante : « Lorsque je dis que l'affaiblissement musculaire progressif peut se terminer par la guérison, je ne dis pas, bien entendu, que l'affaiblissement physiologique, dû exclusivement aux progrès de l'âge, soit susceptible d'être remplacé, chez un vieillard, par une force toute juvénile, ce qui serait insensé, mais, lorsque cette affection survient assez brusquement chez des personnes dont l'âge n'est pas encore très élevé, et qui ont à peine franchi la soixantaine et qu'à l'aide d'une médication appropriée on l'attaque dès son début, il n'est pas rare d'en arrêter les progrès, ou au moins de la faire reculer ».

L'auteur préconise l'emploi des martiaux et des toniques. Il est probable que ces médicaments agissent en

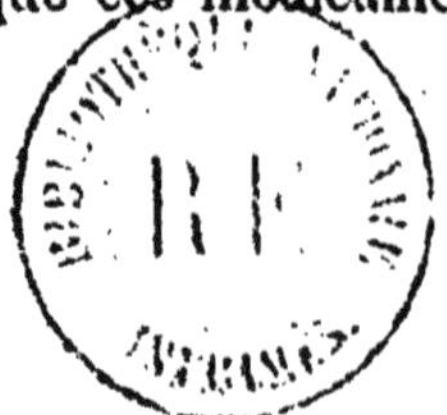

s'adressant surtout aux centres nerveux dont ils modi-
fient le pouvoir excito-moteur.

Voici une observation dans laquelle ce traitement
paraît avoir eu une évidente efficacité.

OBSERVATION I

Emple.

M. X... propriétaire, à l'âge de 70 ans, vit sa santé s'altérer;
il commença à s'affaiblir, à éprouver des étouffements pendant
la marche et l'ascension des escaliers, à ressentir des battements de cœur; il devint pâle, éprouva des étourdissements,
des vertiges, et fut atteint d'un prurigo fort incommode, qui
troublait considérablement son sommeil. Lorsque ces symptômes se manifestèrent, M. X... consulta son médecin, qui le
soigna pour une maladie organique du cœur, par des préparations de digitale; d'années en années, l'affaiblissement musculaire augmenta, ainsi que la tendance aux vertiges et aux
étourdissements. L'appétit se perdit, le dégoût de toutes choses
s'empara du malade, qui devint sombre, irritable et si faible,
que dès qu'il était sur ses jambes, la tête lui tournait à le faire
tomber. Les étouffements persistèrent aussi, et le malade ne
sortait plus du tout de chez lui depuis un certain temps, lorsqu'à l'âge de 80 ans, il se soumet à un traitement ferrugineux,
il prit matin et soir, aux repas, 30 centigrammes de carbonate
de fer et du vin de quinquina. Au-bout d'une quinzaine de jours,
une très heureuse influence se fit sentir sur la santé de M. X...,
l'appétit se réveilla, le dégoût des aliments disparut, et il sentit
ses forces revenir. On substitua au carbonate de fer la limaille
de fer porphyrisée, à la même dose : 30 centigrammes, à chaque
repas, et on continua le vin de quinquina; le mieux continuant
à se produire, on éleva la dose du fer à 40 centigrammes, deux

fois par jour. Bientôt le malade qui, depuis plusieurs années, ne s'était pas promené, put marcher, sortir dans la campagne et chasser. Les vertiges et les étourdissements disparurent, les étouffements cessèrent presque complètement, le prurigo se guérit, la bonne humeur reparut avec l'appétit et les bonnes digestions; enfin le vieillard de 80 ans était rendu à une vie nouvelle! Depuis deux ans, cette merveilleuse guérison ne s'est pas démentie, et M. X... reprend seulement de temps à autre pendant une huitaine de jours, les préparations ferrugineuses qui lui ont rendu un si grand service.

2° — *Tremblement sénile.*

L'histoire du tremblement sénile a été renouvelée dans ces dernières années. Nous ne sommes plus au temps où Axenfeld disait, en exprimant l'opinion médicale courante : « Le tremblement des vieillards fait presque partie de l'état physiologique ». Trousseau avait déjà insisté sur la rareté de cette manifestation. Il critiquait aussi l'épithète de sénile qu'on lui imposait, et faisait remarquer avec raison que ce tremblement pouvait débuter dans l'âge mûr ou même dans la jeunesse.

En 1876, dans une leçon publiée par Bourneville dans le Progrès médical, Charcot met la question au point. Il montre le peu de fréquence de cette affection. Pendant l'année 1873 il ne peut en effet en observer que dix cas sur toute la population de la Salpêtrière, et cinq cas seulement en 1876. Charcot indique en outre l'influence des émotions vives sur la production de ce tremblement. Cette notion étiologique rapproche déjà le tremblement sénile de la maladie de Parkinson. La plupart des travaux récents ne font qu'accentuer ce rapprochement. Nous citerons à cet égard l'article de Demange (1) dans la Revue de Médecine de 1882, la thèse de Thébeault (2), faite sous l'inspiration de Débove, un passage de Raymond (3) dans son livre sur l'Anatomie pathologique du système nerveux, enfin la thèse toute récente de Dubief (4).

De bonnes descriptions du tremblement sénile ont été données par Fernet, par Demange, par Picot. Nous allons en retracer les principaux traits.

Le mode de début est uniforme. On n'en observe pas ici plusieurs variétés comme dans la maladie de Parkinson, où la trémulation des mains peut s'installer graduellement, ou acquérir d'emblée au contraire son maximum d'intensité. Dans le tremblement sénile, la progression du symptôme se fait insensiblement. Il ne s'agit d'abord que de très légères oscillations, limitées à la tête. Plus rarement, ce sont les doigts qui commencent à trembler. En tout cas, l'affection reste longtemps à ce degré. Quand on interroge un vieillard affecté de tremblement sénile un peu accusé, il affirme presque toujours qu'il tremble depuis 5, 10, 15 ans.

Le tremblement peut rester indéfiniment limité à la

<hr>

(1) DEMANGE. *Le tremblement et ses rapports avec la paralysie agitante.* Revue de méd., 1882, p. 53.

(2) THÉBEAULT. Thèse de Paris, 1882.

(3) RAYMOND. *Anatomie pathologique du système nerveux.* Paris, 1886, p. 337.

(4) DUBIEF. *Essai sur la nature des lésions dans la maladie de Parkinson.* Th. Paris, 1887.

tête. Lorsque la tête repose sur l'oreiller, elle paraît immobile, ou bien on ne constate que de légères oscillations de la mâchoire inférieure. Au contraire quand on fait asseoir le malade, on voit que l'extrémité céphalique est agitée de mouvements rhythmiques, d'amplitude et de sens variables. Il s'agit de mouvements de nutation, antéro-postérieurs, ou au contraire de mouvements de négation, la tête se déplaçant suivant l'axe horizontal, et oscillant latéralement sur les épaules. Ces deux mouvements peuvent être combinés, et donner lieu à un mouvement de roulis. Il s'agit bien d'un tremblement propre aux muscles de la nuque et du cou, et non pas d'un tremblement communiqué à la tête par les sautillements des membres et du corps, comme dans la maladie de Parkinson.

Les muscles de la face eux-mêmes sont animés de mouvements. Le plus ordinairement, c'est la mâchoire inférieure qui oscille ; les malades ont l'air de mâchonner, ou de parler sans cesse entre leurs dents. Ce marmottement est considéré comme caractéristique du tremblement sénile. En fixant la mâchoire avec la main, et en faisant tirer la langue, on peut aisément se rendre compte que la langue tremble, elle aussi. Elle ne tremble pas à la façon de la langue des alcooliques ou des paralytiques généraux ; c'est-à-dire qu'elle n'est pas agitée sur ses bords d'ondulations vermiculaires. C'est une translation en masse de l'organe dans le sens antéro-postérieur ou latéralement. Dans quelques cas on a vu les paupières s'ouvrir et se fermer alternativement. Les lèvres et le nez peuvent participer à l'agitation du visage. La physionomie des malades prend alors un caractère particulier, et rappelle l'expression et la mobilité incessante de la face de certains rongeurs.

Ce tremblement ne va pas sans s'accompagner d'une certaine gêne fonctionnelle. Les malades laissent échapper leurs aliments, quelquefois leur salive par les commissures labiales, et leurs vêtements sont en général souillés. La mastication est habituellement rendue plus difficile, et elle l'est d'autant plus, que les arcades alvéolaires sont souvent dépourvues de dents. La parole est ordinairement entrecoupée, hésitante, sans être scandée comme la sclérose en plaques, ni bredouillée comme dans la périencéphalite diffuse.

Presque toujours le tremblement s'étend aux mains. La trémulation des doigts est facile à mettre en évidence. Il suffit de faire exécuter au malade un léger effort musculaire, de lui faire étendre le bras par exemple. On voit alors que les extrémités digitales se déplacent verticalement, d'une façon rythmée et uniforme. Les oscillations sont relativement lentes, quatre ou cinq par secondes. Leur amplitude est variable. Demange a tenté d'en faire l'analyse graphique à l'aide du polygraphe enregistreur de Marey. Il est arrivé aux conclusions suivantes que le simple examen clinique pouvait déjà faire prévoir :

1° Les oscillations sont toutes isochrones.

2° Elles augmentent uniformément d'amplitude sans augmenter de durée quand l'effort musculaire est plus intense.

3° Si, dans un effort musculaire prolongé, elles deviennent un peu irrégulières, elles ne deviennent jamais graduellement plus amples.

Le tremblement sénile est soumis à quelques variations dans son intensité du fait des circonstances extérieures. « Les émotions, la fatigue, l'attention exagèrent notablement le tremblement ; un travail manuel délicat devient difficile ou impossible ; l'écriture devient tremblée. Certains malades remarquent que le tremblement est bien plus intense à jeun ou avant l'heure du repas ; il diminue ou cesse même complètement quand l'estomac a pris quelque nourriture. Nous avons connu un malade atteint d'un tremblement sénile très intense et généralisé, qui était dans l'impossibilité de prendre seul son potage, ou de boire au commencement d'un repas ; mais, dès qu'on lui avait donné quelque nourriture, le tremblement diminuait assez pour qu'il pût achever seul son repas. Par les temps d'orage, lorsque la pression atmosphérique est basse et l'air chargé d'électricité, le tremblement augmente chez certains vieillards » (Demange, *loc. cit.*).

Les membres inférieurs sont indemnes dans les deux tiers des cas. Lorsqu'ils participent au tremblement, la démarche est mal assurée. Elle devient chancelante, hésitante. Quelquefois les malades sautillent, le dos voûté en avant comme dans la paralysie agitante. Ils sont en tout cas forcés de se soutenir sur un bâton, et sont exposés à se buter facilement aux obstacles et à perdre l'équilibre.

Tel est, dans ses lignes principales, le tremblement sénile, du moins dans sa forme habituelle. Une fois constitué, il persiste indéfiniment, et la santé peut se conserver fort bonne. Le tremblement en lui-même paraît être sans influence sur l'état général, et si la santé s'altère c'est du fait de coïncidences morbides ou de lésions contemporaines.

Une notion prime toutes les autres dans l'étiologie du tremblement sénile. Cette manifestation morbide ne se rencontre que chez les artério-scléreux. Il ne faudrait pas croire que tous les vieillards soient athéromateux. On revient aujourd'hui sur l'opinion courante qui fait de l'artério-sclérose un attribut nécessaire de la sénilité. Combien d'adultes et même de jeunes gens dont les artères sont déjà profondément modifiées, et en revanche combien de vieillards dont l'autopsie montre l'intégrité du système artériel !

Le professeur Charcot a communiqué à Brousse, le fait d'une femme de cent trois ans dont il a fait l'autopsie et qui ne portait aucune lésion artérielle; et tous les auteurs citent l'histoire de Thomas Parr, mort à cent cinquante-deux ans et dont l'autopsie faite par Harvey ne révéla aucune lésion vasculaire. Il n'en est pas moins vrai que l'athérome se rencontre très fréquemment chez le vieillard. Or, un très petit nombre de vieillards sont affectés de tremblement sénile. Il convient donc de chercher tout au moins des causes provocatrices à côté de la cause première l'endo-périartérite des vaisseaux spinaux.

On sait quelle est la répartition irrégulière des lésions athéromateuses. Elles touchent presque toujours l'aorte, principalement dans sa portion abdominale et au niveau de la crosse, et aussi les gros vaisseaux, surtout s'ils sont flexueux, comme l'artère splénique. Mais, pour ce qui est des artères viscérales, en dehors des cas, plus rares qu'on ne croit, où la fibrose artérielle est généralisée, c'est par un véritable caprice pathologique que se localisent les lésions. On voit des malades dont le système artériel est très peu altéré dans sa presque totalité, et qui, de très bonne heure réalisent, une néphrite interstitielle avec épaississement énorme de l'artère rénale. D'autres déterminations, aussi isolées, se font communément du côté du cerveau, ou du muscle cardiaque. La moelle peut ne pas échapper à cette règle, et il est possible que, chez les individus affectés de tremblement sénile ou de l'un quelconque des troubles de la motilité que nous rattachons à l'artérite chronique des vaisseaux spinaux, il se soit fait une localisation prédominante ou même exclusive de l'athérome dans la moelle.

Ces considérations ne suffisent pas encore à expliquer la rareté du tremblement sénile, car le nombre des vieillards atteints d'artérite chronique absolument généralisée est encore imposant en face de l'infime minorité qui présente du tremblement. Comme l'a montré M. le professeur Charcot, il est indispensable de faire intervenir une cause occasionnelle, qui, dans l'espèce, est le plus souvent une émotion vive. Le terrain est déjà tout préparé ; le système spinal est modifié ; mais, comme il ne s'agit que d'une lésion diffuse légère, et non d'une altération destructive, elle ne s'exprime pas encore symptomatiquement par des signes appréciables. Survient le choc moral, qui conditionne la perturbation fonctionnelle. La cause occasionnelle, si l'on peut prendre cette comparaison, joue le rôle de la goutte d'eau qui fait déborder le vase.

C'est à ce point de vue seulement qu'il convient de ranger le tremblement sénile parmi les névroses. Mais, à la lecture des observations éparses dans les auteurs, un fait nous a frappé : c'est que cette manifestation morbide se rencontre constamment chez des athéromateux, ou, si l'athérome n'est pas noté, du moins signale-t-on l'existence de désordres morbides qui coïncident habituellement avec l'athérome, dont la signification est la même, et qui sont des états connexes : les arthrites déformantes par exemple, l'asthme et le catarrhe pulmonaire, etc. Aussi, malgré l'absence d'autopsies personnelles, sommes-nous invinciblement portés à ranger le tremblement dit sénile parmi les modifications fonctionnelles qui sont sous la dépendance des scléroses médullaires d'origine artérielle. Nous nous couvrons d'ailleurs sous l'autorité de Leyden, qui est absolument affirmatif sur ce point, et qui décrit le tremblement sénile comme l'effet d'une maladie de la moelle.

Nous avons dit qu'une tendance à peu près générale portait aujourd'hui les auteurs à rapprocher la maladie de Parkinson du tremblement sénile, au point de les identifier même dans une seule dénomination, le *tremblement rhythmé oscillatoire*. Quelles que soient les analogies symptomatiques des deux états morbides, et malgré l'existence des types de transition, nous avouons ne pas être séduits par cette assimilation. En tout cas, comme nous l'exposerons plus loin, il nous a semblé que la maladie de Parkinson ne se rencontrait pas chez des malades ayant le même tempérament pathologique que ceux affectés de tremblement sénile. Les paralysés agitants ne sont pas des athéromateux; ou du moins, s'ils le sont, c'est par une simple coïncidence qui n'a rien d'étonnant, vue la fréquence des lésions artérielles. Mais il n'y a pas du moins de rapport constant de contemporanéité entre la maladie de Parkinson et l'athérome. Ce rapport semble au contraire exister pour le tremblement sénile.

Les conditions où se montre le tremblement sénile sont trop spéciales pour qu'il soit utile de s'arrêter longuement à en faire le diagnostic différentiel. Aussi bien, le symptôme en lui-même a été assez bien étudié, dans l'espèce, pour qu'on puisse facilement le distinguer — par ses caractères seuls et sans tenir compte des conditions où il se produit — de tous les tremblements dus à d'autres causes. Il a son cachet spécial; c'est un tremblement sui generis. Pour prendre un exemple, les oscillations des doigts dans le tremblement sénile sont isochrones et égales entre elles, ce qui différencie profondément cette variété de tremblement de celui de l'alcoolisme, où les oscillations sont au contraire fort irrégulières. On l'isolerait aussi bien du tremblement de la maladie de Basedow, pour prendre un autre type; il suffirait de se souvenir qu'ici les ondulations des doigts sont extrêmement rapides, et qu'on n'en compte pas moins de 7 à 8 par seconde. Du reste, le mouvement rhythmé de la mâchoire est un signe si caractéristique qu'il a la valeur d'une preuve décisive; aussi est-il inutile que nous passions en revue toute la série des tremblements, nerveux ou toxiques, pour en établir la distinction clinique.

Le tremblement de la paralysie agitante est certaine-
ment celui qui offre le plus de points de contact avec celui
que nous décrivons. C'est qu'en effet le tremblement
sénile n'est pas toujours exactement réduit à une suite
ininterrompue de petites oscillations verticales ; nous
n'avons montré que le cas type. Mais quelquefois à la
trémulation des doigts il se joint un léger mouvement de
rotation de toute la main et même quelques légers dépla-
cements de l'avant-bras, qui décrit une petite courbe
ovalaire. Si le coude est accolé au tronc, et si l'avant-
bras est fléchi sur le bras, l'illusion peut être complète ;
et, chez une malade que nous avons observée et dont
nous rapportons plus bas l'histoire, à première vue on
aurait dû s'y méprendre. Cependant il est rare que le
tremblement des mains s'arrange en mouvements com-
pliqués comme chez les agitants. L'attitude de la main
n'est pas la même, il n'y a pas la moindre contracture du
membre. Enfin, l'absence de soudure, d'empalement, et
l'existence du mâchonnement suffisent à lever tous les
doutes.

Nous savons bien qu'il existe des formes frustes de
maladie de Parkinson où le tremblement est réduit au
minimum, et où il prend le cachet du tremblement
sénile. Il est bien certain aussi que dans quelques cas,
la paralysie agitante peut s'accompagner de tremblement
de la face et même de mouvements rhythmés de la mâchoire inférieure, — ce qui semble effacer le trait le plus
caractéristique qui sépare cliniquement les deux tremblements. Mais, dans ces cas même, l'habitus spécial des
malades, leur allure, leur attitude tout d'une pièce, suffit

encore pour distinguer les deux ordres de faits. Aussi les auteurs qui, comme Demange, se montrent le plus partisans de l'identité des deux affections sont-ils forcés d'admettre deux formes : la forme avec soudure, et la forme sans soudure du tremblement rhythmé oscillatoire. C'est revenir à la division ordinaire, avec des noms différents, sauf qu'on semble admettre la communauté du fond morbide, pour les deux espèces de tremblement. La clinique ne nous parait pas plaider pour ce rapprochement, nous le répétons : les individus affectés du tremblement dit sénile sont des artério-scléreux ; les malades de Parkinson ont souvent les artères parfaitement saines. Ces deux catégories de malades n'appartiennent pas à la même série pathologique. Nous verrons tout à l'heure si l'anatomie pathologique fournit des arguments positifs en faveur de cette confusion. Pour l'instant, voici les observations cliniques personnelles qui, jointes à la lecture d'un grand nombre d'autres faits, nous ont confirmé dans l'opinion contraire.

Observation II (personnele)

Tremblement dit sénile. — Artério-sclérose généralisée.

La nommée X..., âgée de 72 ans, entre en janvier 1887 à l'Hôtel-Dieu, salle Ste-Anne, lit n° 27 *ter* dans le service de M. le professeur Proust.

Le tremblement est localisé aux membres supérieurs et à la face. La main est agitée par un tremblement rhythmé oscillatoire, et présente de petits mouvements de rotation de droite à gauche et de gauche à droite. Par instants, le pouce se rapproche des autres doigts de la main. La main toute entière se déplace et le tremblement affecte le type de la paralysie agitante. Du reste les mains sont déviées sur le bord cubital, et les articulations métacarpo-phalangiennes sont volumineuses et saillantes comme dans la paralysie agitante ; et il existe de chaque côté de la rétraction palmaire.

L'avant-bras participe au tremblement.

Le tremblement s'exagère notablement lorsqu'on soumet à une fatigue le membre qui en est atteint.

A la face, le tremblement se présente sous l'aspect de mouvements de mâchonnement ; la malade a l'air de marmotter avec rapidité en parlant entre ses dents. La lèvre supérieure et les muscles des joues sont aussi animés de mouvements ondulatoires

Quand on fait asseoir la malade on s'aperçoit que sa tête est branlante et présente de petits mouvements de nutation antéropostérieure.

On ne constate de contracture nulle part.

Le réflexe plantaire est notablement exagéré.

La sensibilité est partout normale et même un peu exagérée.

Le réflexe rotulien est normal.

La malade présente en outre tous les symptômes extérieurs de *l'artério-sclérose* : épaississement et cannelures des ongles, déformation des orteils, état squameux du dos des pieds, amincissement extrême de la peau des jambes, craquements dans les articulations des genoux, varices capillaires sur les cuisses. pas de hernie ; quelques intermittences et irrégularités cardiaques sans souffle et sans bruit de galop, artères dures, pouls petit, artères temporales sinueuses ; blépharite ciliaire ancienne avec ectropion.

La malade n'ayant aucune suite dans les idées il nous a été impossible d'avoir une réponse précise sur ses antécédents et sur la cause de son entrée à l'hôpital ; c'est pour cela qu'il n'en est pas fait mention dans l'observation.

La malade est sortie au mois de juin toujours dans le même état.

OBSERVATION III (PERSONNELLE)

Maladie de Parkinson. — Pas d'artério-sclérose.

L..., Rosalie, âgée de 41 ans, ménagère, est entrée le 31 décembre 1886, à l'Hôtel-Dieu dans le service de M. le professeur Proust, où elle est couchée salle Sainte-Anne, au lit n° 33.

Antécédents héréditaires. — Père mort à 56 ans d'une maladie aiguë, avait des habitudes d'intempérance. Mère morte à l'âge de 76 ans. Deux frères et deux sœurs sont très bien portants. Personne dans sa famille n'a eu de maladie nerveuse.

Antécédents personnels. — A part une fièvre muqueuse qu'elle a faite à l'âge de 17 ans, elle a toujours joui d'une très bonne santé. Réglée à 16 ans, elle l'a toujours été régulièrement depuis lors. N'a jamais eu de migraines ni de rhumatisme. Elle s'est mariée à 18 ans et a eu quatre enfants qui se sont toujours bien portés.

Il y a quatre ans, le 28 février 1883, à la suite de grand chagrins de famille et d'une violente émotion causée par une perte d'argent considérable, elle éprouva dans le cours d'une route qu'elle faisait à pied pour retourner chez elle, une espèce de défaillance ; sans perdre connaissance elle s'affaissa sur le bord du chemin et on dut la ramener chez elle en la transportant dans une voiture. Depuis cette époque ses membres supérieurs et inférieurs ont été pris de tremblement, principalement le bras et la jambe du côté gauche. Ce tremblement au dire de la malade est apparu brusquement et son intensité qui s'est très peu accrue depuis le début, était il y a quatre ans à peu près la même que celle que nous observons aujourd'hui.

Etat actuel. — Le tremblement existe dans tous les membres mais il affecte principalement le membre supérieur et le membre inférieur du côté gauche.

Incessant pendant la veille, il est exagéré par tout effort physique, par la moindre émotion morale; pendant le repos il se calme et pendant le sommeil il cesse complètement. Il est cadencé, uniforme et peu étendu. Des oscillations rapides et régulières agitent les mains, les entraînent dans un mouvement non-interrompu de dehors en dedans. Les pieds s'élèvent et s'abaissent comme pour faire mouvoir une pédale. L'extrémité céphalique est respectée et si la tête et le cou semblent prendre part au tremblement général, c'est que les oscillations qu'ils présentent leur sont imprimées par les secouss ., dont les membres sont le siège. Les lèvres et la langue quand on la fait tirer en dehors, sont le siège d'un léger tremblement aussi la parole est-elle tremblotante et entrecoupée. Les mouvements volontaires ne sont accomplis qu'avec une lenteur excessive. La malade se plaint d'une raideur considérable qui rend ses membres lourds et tous les mouvements difficiles. Cette rigidité existe aussi aux muscles du cou et de la nuque qui sont, comme les muscles des avant-bras et de la jambe, le siège de crampes qui apparaissent principalement au lever et au coucher de la malade.

Le corps est fortement penché en avant, la tête est placée sur un plan vertical bien antérieur au tronc; elle semble complètement fixée dans cette position. Quand la malade est assise les coudes sont tenus faiblement écartés du thorax; les avant-bras légèrement fléchis sur les bras; les mains fléchies sur les avant-bras reposent sur la ceinture. Le pouce et l'index sont allongés et rapprochés l'un de l'autre comme pour tenir une plume à écrire; les doigts un peu inclinés vers la paume de la main sont déviés en masse vers le bord cubital. Les dernières phalanges sont en extension exagérée sur les secondes. Il n'y a ni tuméfaction, ni rigidité articulaire, pas de craquements. Du côté des membres inférieurs on voit que les genoux sont rapprochés l'un de l'autre mais il n'y a de déformation ni du pied, ni des orteils.

Le réflexe rotulien est un peu exagéré.

La malade qui pendant la journée ne peut rester au lit reste assise la plus grande partie du temps mais elle éprouve cependant assez fréquemment le besoin de se mouvoir. La démarche est caractéristique, le tronc projeté en avant elle s'en va en sautillant et il lui est impossible de modérer l'impulsion qui la pousse en avant. Au lieu d'être entraînée en avant la malade est parfois prise d'un mouvement de rétropulsion et ce phénomène se produit toujours quand on vient à la tirer en arrière. Pas de latéropulsion oculaire, et la lecture est aussi facile qu'autrefois.

La sensibilité, est intacte, mais la malade se plaint d'une sensation d'engourdissement dans les doigts, de douleurs dans les bras, les mollets et les muscles de la nuque. Le froid, le chaud, le plus léger frôlement, sont perçus avec la rapidité physiologique.

Le sentiment de chaleur excessive n'existe que pendant le jour, il disparaît régulièrement chaque soir à dix heures et la malade peut alors se reposer tranquillement. Le matin, au réveil, la sensation de chaleur apparaît d'abord à la paume des mains et à la plante des pieds puis au creux épigastrique. Ces parties ne tardent pas à se couvrir de sueur ainsi que le reste du corps, et cette diaphorèse une fois établie persiste pendant toute la journée.

La température centrale ne subit cependant aucune altération et se maintient au chiffre physiologique.

Toutes les fonctions s'accomplissent très bien. L'appétit est bien conservé et la digestion se fait régulièrement, mais la constipation est opiniâtre. La respiration et la circulation s'accomplissent comme dans l'état de santé parfaite à part une sensation d'oppression qu'éprouve parfois la malade.

Les fonctions intellectuelles sont parfaitement conservées, la mémoire n'a subi aucune altération. Rien au cœur, les battements sont réguliers et bien frappés. Rien à l'aorte. Les artères périphériques sont souples et non sinueuses.

Pas de calvitie. Pas d'hémorrhoïdes. Pas de varices. Pas de troubles trophiques aux jambes. Pas de craquements articulaires. Pas d'altérations des ongles.

OBSERVATION IV (PERSONNELLE)

Maladie de Parkinson. — Pas d'artério-sclérose.

P..., Eugène, âgé de 44 ans, ébéniste, est entré le 5 mars 1887, dans le service de M. le professeur Proust, où il est couché au lit n° 17 de la salle Saint-Thomas.

Antécédents héréditaires. — Père mort à l'âge de 57 ans, avait un ramollissement cérébral.

Mère, 73 ans, bien portante. Un frère mort à 45 ans à Bicêtre, avait une maladie de la moelle épinière. 3 autres frères sont en bonne santé.

Antécédents personnels. — Fièvre scarlatine dans son enfance. Pas de syphilis.

Attaques de rhumatisme articulaire aigu à l'âge de 22, 26 et 41 ans.

A toujours été d'une nature assez molle et il avoue lui-même n'avoir jamais été capable de faire preuve de beaucoup d'énergie. Cependant il jouissait d'une santé parfaite quand en 1879 il faillit être écrasé par une locomotive. Il eut une émotion violente dont il eut de la peine à revenir. Le lendemain il s'aperçut que la main droite était agitée par de petites secousses. Ce tremblement s'exagéra lentement mais progressivement tout en restant limité à la main droite pendant quatre années.

Ayant alors éprouvé de grands chagrins à la suite de la mort de sa femme, il vit successivement sa main gauche puis sa jambe droite commencer également à trembler.

La jambe gauche est restée intacte.

Depuis le début de sa maladie il a remarqué que le moindre mouvement déterminait de la transpiration. Mais à part une sensation de cuisson au pied droit, qu'il éprouve régulièrement chaque soir, il ne se plaint pas trop du sentiment de chaleur, il reconnaît cependant ne jamais souffrir du froid, il se couvre légèrement et la nuit ne peut dormir que le tronc à découvert.

État actuel. — Le malade a l'aspect d'un homme robuste, la face est légèrement colorée et la peau du visage est habituellement moite.

Dans l'attitude assise le tronc et la tête sont inclinés en avant. La tête est rigide sur les épaules. Le regard est fixe et la physionomie est hébétée. Les coudes sont écartés du tronc, les avant-bras sont fléchis sur les bras et les mains sont rapprochées du corps. Elles sont le siège d'oscillations rhythmées. Le pouce et l'index sont appliqués l'un contre l'autre, les quatre derniers doigts sont inclinés sur le bord cubital de la main, les phalanges sont fléchies tandis que les deux autres sont dans l'extension.

Le tremblement est plus accentué au bras droit qu'au bras gauche, pour les membres inférieurs il n'existe que du côté droit et encore ne consiste-t-il qu'en légères oscillations des orteils.

Quand on fait marcher le malade on le voit partir, le tronc et la tête penchés en avant, en sautillant d'un pas rapide qui à mesure qu'il progresse tend à s'accélérer de plus en plus. Cependant il conserve assez bien son équilibre et ne fait pas de chute. Si on vient à le tirer en arrière il est entraîné également par un mouvement de rétropulsion.

Les lèvres ne présentent pas de tremblement, la langue présente quelques mouvements fibrillaires. La parole bien qu'un peu tremblotante est cependant assez nette. Pas de latéropulsion oculaire.

La sensibilité au contact, à la température, à la douleur est intacte.

L'intelligence a conservé sa netteté, cependant l'esprit du

malade paraît un peu engourdi, il répond sans vivacité aux questions qu'on lui pose.

Le matin au réveil il ressent des crampes qui occupent presque uniquement le mollet droit. Dans les bras et à la nuque il éprouve une sensation de raideur et de pesanteur. Il éprouve souvent le besoin de changer de place.

L'appétit est régulier. Pas de constipation. Pas de sensation d'oppression.

Les bruits du cœur sont réguliers, bien frappés. Rien à l'aorte. Les radiales sont souples. Les temporales ne sont pas sinueuses.

Pas de calvitie. Pas de varices. Pas d'hémorrhoïdes. Pas de craquements articulaires.

3° — *Contracture tabétique progressive des vieillards.*

Ce type pathologique est resté non différencié jusqu'à ces dernières années. La plupart des auteurs qui ont traité des maladies des vieillards, avaient été frappés des raideurs musculaires et des véritables contractures qui se montrent chez quelques-uns d'entre eux Dans la *myotalgia senilis* que décrit Geist, on retrouve quelques-uns des caractères de la contracture tabétique progressive des vieillards.

Dans son traité des maladies de la moelle épinière, Leyden, à l'article des altérations séniles de la moelle, ne décrit que le tremblement et la faiblesse paralytique. Cependant, il donne une observation que nous relatons plus loin, et qui reproduit, dans ses lignes fondamentales, le portrait symptomatique de la contracture tabétique progressive. Il y est question, en effet, de trismus et de symptômes tétaniques. Les membres supérieurs furent pris de contractures, et la marche, d'abord difficile, fut bientôt rendue impossible par une raideur permanente des membres inférieurs, qui étaient tenus fléchis sur l'abdomen.

A Demange revient le mérite d'avoir spécialisé cette forme clinique, de l'avoir isolée dans le groupe des myélopathies, et d'avoir rapporté les symptômes observés à une sclérose diffuse d'origine artérielle.

Les observations que cet auteur a publiées dans ses divers mémoires de la Revue de médecine sont toutes comparables, mais s'éloignent cependant les unes des autres par des différences assez sensibles. Il n'en saurait être autrement. La sclérose périartérielle se joue en effet des limites qui séparent les différents faisceaux de la moelle. Elle frappe irrégulièrement l'un ou l'autre système, reste quelquefois presque confinée à l'un des cordons ou les envahit au contraire indifféremment. Les cordons latéraux sont pourtant presque toujours intéressés, et les symptômes qui dépendent de leur altération ont le pas sur tous les autres. Aussi est-il admissible d'étendre à tous les faits publiés jusqu'à ce jour le bénéfice d'une désignation commune. Leur physionomie clinique offre assez de traits de ressemblance pour qu'il soit possible d'en tracer un tableau d'ensemble. C'est ce qui a été tenté par Demange ; mais la description qu'il a donnée est évidemment provisoire. Dans les cas que cet auteur a observés la prédominance de la lésion au niveau des cordons latéraux était telle que les symptômes rappelaient ceux de la sclérose latérale amyotrophique ou du tabes spasmodique. Or il est probable qu'on se trouvera plus d'une fois en face de cas un peu différents. On croira par exemple à un tabes ataxique tardif, et l'autopsie au lieu de montrer une sclérose systématique des zones radiculaires, montrera une sclérose diffuse d'origine arté-riello avec une simple localisation principale sur les cor-dons postérieurs. Dans le cas de Ballet et Minor, le tableau clinique était différent de ce que Demange a observé; la distribution des lésions n'était pas non plus la même, et ces auteurs donnent à leur observation le titre de fausse sclérose systématique combinée.

Avant de résumer ce que nous connaissons de ce com-plexus morbide, au point de vue symptomatique, il con-vient que nous donnions les principales pièces du procès. Les observations de Demange sont au nombre de quatre. Nous en reproduirons trois qui se rapprochent sensible-ment d'un fait qui nous est personnel.

OBSERVATION V (PERSONNELLE)

Contracture généralisée. — Eschares symétriques des deux fesses. — Artério-sclérose généralisée. — Mort dans le ma-rasme tabétique. — Endo-périartérite des vaisseaux spinaux. — Sclérose diffuse de la moelle. — (Examen histologique de la moelle, par M. Besançon, interne des hôpitaux).

Le nommé D... Louis, âgé de 82 ans, entre le 27 septembre 1885 à l'hôpital de la Pitié, salle Piorry, n° 29, dans le service de M. Lancereaux.

Le malade est apporté sur un brancard. Il est très affaibli et paraît à peu près indifférent à tout ce qui se passe autour de lui, son intelligence est cependant restée assez nette, et il répond brièvement aux questions qu'on lui pose.

Il a cessé tout travail depuis quatre ans. Il y a un an, il fut pris presque subitement d'une grande faiblesse des jambes. Cette faiblesse ne l'empêchait pas absolument de se mouvoir. Mais la moindre marche le fatiguait extrêmement. Il entra à St-Louis où il resta pendant cinq mois, puis fit un séjour d'égale durée à l'Hôtel-Dieu.

Il entre aujourd'hui à la Pitié avec une impossibilité absolue de se tenir debout sur ses jambes.

Il est couché sur le dos, sa respiration est assez laborieuse, il a les yeux demi-fermés et paraît fort enclin au sommeil. Sa tête est légèrement redressée en arrière et paraît immobilisée par une contracture de la nuque. On ne la déplace latéralement qu'avec difficulté, mais sans faire souffrir le malade. Quand on soulève la tête de l'oreiller, on soulève en même temps les épaules et le tronc. Le malade est tout d'une pièce, et le tronc forme avec le cou et la tête une seule tige rigide. Les mâchoires ne sont pas serrées, et le malade les écarte facilement pour manger.

Si on lui ordonne de soulever la jambe, il peut à peine détacher le talon du lit. La flexion des jambes sur les cuisses lui est impossible. Si on essaie de communiquer des mouvements aux membres inférieurs on a à vaincre une résistance notable due à la raideur de tous les muscles. Les deux cuisses sont rapprochées par la contracture des adducteurs et les genoux fortement accolés.

Le réflexe plantaire persiste. Le réflexe rotulien est beaucoup amoindri, surtout du côté gauche où il est même douteux. La sensibilité est intacte dans ses différents modes. Pas de retard dans la perception des sensations.

Les membres supérieurs offrent un certain degré de raideur mais beaucoup moins accusé qu'aux membres pelviens.

Les masses musculaires sont uniformément amaigries. La peau est sèche, terreuse. Sur chaque fesse, le malade porte une eschare. Ces deux eschares sont parfaitement symétriques, situées à égale distance du sillon interfessier et du grand trochanter. Elles se sont formées depuis peu, au dire du malade; leur largeur est celle de la paume de la main, et elles sont entourées d'un cercle rouge vif, douloureux à la pression.

La langue est luisante et un peu sèche. Le malade accuse une soif assez vive; l'appétit est très diminué. Constipation.

Bien que la respiration soit un peu précipitée, l'examen de la poitrine ne donne que des résultats négatifs. Sonorité normale ou légèrement exagérée; à peine quelques sibilances et quelques râles muqueux aux deux bases. Aucun signe de pneumonie. Du reste, la température est normale.

L'impulsion du cœur est assez énergique. La pointe bat dans le 5e espace. Rien à la pointe. Souffle doux aspiratif d'insuffisance aortique dans le second espace intercostal droit.

Les artères forment des cordons durs et saillants sous la peau. Les radiales et les fémorales se dessinent à l'extérieur, sous forme de tubes rigides et volumineux. Les temporales sont très sinueuses et très indurées. Le pouls est bondissant, et de fréquence normale, sans irrégularités.

Foie et rate de dimensions normales.

Urines rares, foncées; elles ne sont pas troubles et ne déposent pas.

Réaction acide.
Albumine.................................... 0
Sucre....................................... 0
Densité..................................... 1020

Aucun signe de catarrhe vésical, ni de néphrite.

Arthrites déformantes des doigts. Varicosités et pigmentation de la peau des jambes. Blépharite ciliaire.

Le sommeil est mauvais et entrecoupé par des accès d'oppression que l'état du poumon n'explique pas.

Le malade rend involontairement ses urines et ses matières fécales.

Dans les jours qui suivent, le malade s'affaiblit de plus en plus sans qu'il se manifeste aucun changement dans l'état de la contracture.

17 octobre. Le malade ne répond plus que par monosyllabes. Cependant on s'aperçoit qu'il comprend tout ce qu'on lui dit, et que sa lucidité d'esprit est conservée.

Les eschares s'agrandissent. Une petite ulcération se montre au niveau de la partie moyenne du sacrum. T. 37°, 37°,4.

Le 23. Même état. Râles nombreux aux deux bases.

Le 26. Mort.

Autopsie. — Rien dans les plèvres ni dans le péritoine.

Poumons. — Anthracosés, noirâtres, indurés ; quelques points de dilatation bronchique, congestion assez intense des deux bases.

Cœur de volume un peu exagéré. Le myocarde est épais un peu mou. Les piliers du ventricule gauche présentent à l'incision quelques tractus blancs de sclérose. Rien à la mitrale.

L'aorte est dilatée avec quelques plaques athéromateuses. Les valvules sigmoïdes sont épaissies et l'orifice est notablement insuffisant. Plaques calcaires saillantes dans l'aorte descendante.

Petit anévrysme de l'artère splénique. Rate indurée, petite, avec une capsule très épaissie.

Foie, de volume normal, jaunâtre, sans traces manifestes d'hyperhémie stasique.

Pancréas, un peu dur.

Estomac, intestin sans lésions.

Reins. — Ils sont légèrement contractés. La capsule s'enlève assez facilement, mais on arrache quelques fragments de la substance corticale sous-jacente. Pas de kystes à la surface. État légèrement granuleux avec des dilatations veineuses et

des taches blanchâtres. A la coupe, substance corticale légèrement diminuée d'épaisseur. Pyramides normales. Rien au
bassinet.

Vessie à parois un peu épaissies, de dimensions ordinaires.
Muqueuse saine. Le lobe moyen de la prostate fait une saillie
notable.

Cerveau. — Méninges légèrement opalescentes à la convexité,
sans adhérences. Circonvolutions fermes, amaigries. Ventricules latéraux quelque peu dilatés. Sur les coupes classiques, pas
de lésions en foyer. Quelques lacunes dans la couche optique.
Rien à la protubérance ni au bulbe.

Les artères de la base de l'encéphale sont athéromateuses.

Moelle. — Aucune modification appréciable à l'œil nu.

Durcissement dans le bichromate. Les coupes ont porté sur
la région cervicale et sur le renflement lombaire. En les regar-
dant à l'œil nu, par transparence, on voit que la coloration par
le carmin est uniforme et qu'aucune partie de la coupe ne se
teinte plus fortement.

Au microscope, ce qui frappe immédiatement ce sont les altérations des petites artères, au niveau de la commissure, au voi-
sinage de l'épendyme, et dans le sillon antérieur. Toutes ces
artères ont leur paroi extrêmement épaissie. La lame élastique
interne borde assez nettement la lumière du vaisseau, dont le
calibre n'est pas rétréci. Quelques artérioles sont même posi-
tivement dilatées. Mais la tunique moyenne est considérablement augmentée d'épaisseur, et semble être de nature presque
purement conjonctive, les cellules musculaires ayant en grande
partie disparu. Chaque artériole est entourée d'un petit disque
teinté en rose par le carmin, et d'où partent des pointes conjonctives qui se disséminent irrégulièrement dans l'épaisseur
de la substance blanche.

Donc méso-artérite et péri-artérite, mais aucune tendance à
l'endartérite oblitérante.

A un faible grossissement et sur une vue d'ensemble de la
coupe, on distingue très bien les petits foyers de sclérose, assez

nettement limités, et en rapport constant de contiguïté avec les vaisseaux.

Les cordons de Burdach et de Goll sont absolument intacts. Dans les zones radiculaires postérieures, au niveau de l'émergence des racines, on constate cependant quelques corps amyloïdes. Mais ces corpuscules sont bien plus nombreux dans les cordons latéraux.

Le canal de l'épendyme est en partie comblé sur plusieurs points par la prolifération de son revêtement cellulaire. A sa périphérie, on trouve encore quelques corpuscules amyloïdes.

Les cellules nerveuses des cornes antérieures ne nous ont paru aucunement atrophiées. Leur noyau n'était plus visible, et elles étaient remplies d'une quantité énorme de granulations pigmentaires jaunâtres.

Le caractère des lésions était absolument le même dans les divers points où ont porté les coupes. Elles étaient surtout nettes au niveau de la moelle lombaire.

Nous relèverons brièvement quelques particularités de cette observation.

La contracture était à peu près généralisée, avec prédominance au niveau des membres inférieurs et des muscles de la nuque. Les réflexes rotuliens étaient très diminués et il n'y avait pas de trépidation épileptoïde. L'intelligence était intacte, et les douleurs à peu près nulles.

En présence de ce complexus clinique, le diagnostic pouvait être hésitant. Nous avons observé dans le service de M. le Dr Lancereaux une femme atteinte de contracture généralisée d'origine urémique et qui présentait à peu de chose près la même physionomie clinique. Mais ici, il n'y avait aucune modification de la densité de l'urine, et l'albuminurie a toujours fait défaut.

Les lésions trouvées dans la moelle et qui sont venues nous rendre compte des symptômes observés pendant la vie, n'avaient, comme on l'a vu, aucune tendance à simuler une systématisation fasciculaire. C'était pourtant, si l'on veut, une sclérose systématisée, mais à la façon de la néphrite interstitielle commune que MM. Cornil et Brault appellent néphrite systématisée artérielle.

L'observation ci-dessous, due à Leyden, est remarquable par l'existence d'un trismus qui a toujours fait défaut dans les observations de Demange et dans la nôtre. Elle est en outre intéressante au point de vue anatomique, par les petits foyers multiples de ramollissement par thrombose que contenait la moelle.

OBSERVATION VI

Leyden.

Joseph M..., âgé de 72 ans, maçon, tomba, il y a 11 ans, d'un second étage dans la rue, il se fractura une cuisse, mais n'eut point de paralysie.

Il y a plus de 3 ans, il fut traité pendant un certain temps à l'hôpital ; il se plaignait alors de douleurs rhumatismales, surtout dans le membre anciennement fracturé.

Il dut garder le lit longtemps, mais l'état général et l'appétit restèrent bons et il n'éprouva rien du côté du rectum ni de la vessie ; ces mêmes douleurs persistèrent environ un an et demi. Pendant ce temps, trois attaques d'apoplexie se succédèrent à de courts intervalles.

Il paraîtrait que, pendant la dernière, on aurait observé du trismus et du tétanos, et que l'on aurait été obligé d'ouvrir de force la bouche du malade.

Depuis lors, la mémoire est restée très amoindrie. Peu à peu des contractures sont survenues dans les membres supérieurs ; le malade ne pouvait marcher qu'avec deux cannes et le corps fortement plié en avant, cependant il n'y avait pas encore de paralysie proprement dite. Ce ne fut que dans cette dernière année que la marche et la station devinrent impossibles ; le malade pouvait à la vérité remuer ses jambes dans son lit, mais il les tenait presque constamment fléchies sur le ventre. Il souffrait peu, avait très bon appétit, mais les urines et les selles étaient involontaires. Son intelligence était très obscurcie dans les derniers temps ; il mourut presque subitement.

Autopsie faite par le Dr Zahn le 10 septembre 1873. Dure-mère spinale épaisse, moelle mince, dure dans toute son étendue, ayant son aspect normal. La dure-mère cérébrale est épaissie ; la pie-mère est œdématiée. La pulpe cérébrale est pâle ; dans la substance blanche des hémisphères et dans les centres gris se trouvent de nombreux petits kystes avec un contenu incolore. Ventricules dilatés.

Épendyme épaissi. Plusieurs kystes semblables dans la protubérance. Cœur hypertrophié. Reins petits, granuleux. Emphysème sénile des poumons.

L'examen de la moelle a donné les résultats suivants : corpuscules amyloïdes en quantité colossale :

1) Ils sont surtout abondants, autour du canal central, il y en a un assez grand nombre dans la couche corticale gélatineuse ; les substances blanche et grise en contiennent aussi, surtout autour des vaisseaux artériels et dans les interstices des fibres nerveuses. Dans la substance grise on les trouve surtout à la pointe des cornes antérieures et au point d'émergence des racines postérieures. Les cornes antérieures en renferment une quantité tout à fait extraordinaire dans les portions cervicales et lombaire.

2) Les parois des vaisseaux sont épaissies. Les vaisseaux du sillon antérieur comme les gros vaisseaux de la commissure antérieure présentent cet épaississement avec quelques dépôts

de granulations d'un jaune brun. Les petites artères ont en majeure partie l'éclat de la sclérose, sans qu'il y ait cependant un rétrécissement notable de leur lumière. La tunique celluleuse est stratifiée et renferme çà et là des granulations graisseuses. Les vaisseaux étant couverts de corpuscules amyloïdes deviennent très apparents après la coloration au carmin.

3) Les cellules nerveuses sont fortement pigmentées, surtout les cellules multipolaires des cornes antérieures. En même temps elles sont atrophiées, en ce sens que beaucoup sont très petites et que leur nombre est très diminué. Cette atrophie se remarque déjà à la partie inférieure du renflement cervical, devient très évidente dans la partie dorsale supérieure, là où existent de nombreux corpuscules amyloïdes dans les cornes antérieures. Les autres groupes cellulaires des cornes latérales, les cellules nerveuses des colonnes de Clarke, etc., sont pigmentées, mais non atrophiées.

4) Les parties postérieures des cornes latérales prennent par le durcissement une teinte claire et se colorent fortement avec le carmin. Elles renferment beaucoup de corpuscules amyloïdes et quelques corps granuleux; les fibres nerveuses sont atrophiées. En descendant vers la portion lombaire, l'atrophie des cellules et des cordons latéraux diminue beaucoup. On ne la constate pas non plus en remontant au-dessus du renflement cervical; les pyramides sont tout à fait intactes. Il y a lieu, comme dans l'atrophie musculaire progressive, d'établir un rapport entre cette atrophie des cordons latéraux et celle des cellules nerveuses.

5) Au milieu de la partie cervicale, on rencontre quelques petits foyers arrondis; les plus grands ont le volume d'une tête d'épingle; ils sont d'une teinte claire, nettement circonscrits et situés vers la périphérie des cordons latéraux. Au microscope, on y trouve les fibres nerveuses complètement dégénérées; ils sont formés d'un tissu fibrillaire, farcis de corpuscules amyloïdes et parcourus par des vaisseaux assez fortement dégénérés dans lesquels on ne découvre ni thrombose

ni pigmentation. Il existe aussi des foyers analogues, mais plus petits à la partie interne des cordons antérieurs. Plus bas il y a encore des foyers microscopiques semblables, surtout dans les cordons antérieurs, les cordons latéraux, quelques-uns aussi dans les cordons postérieurs. Dans le renflement lombaire on trouve un petit foyer semblable. Dans la moelle allongée, quelques petits foyers microscopiques isolés se distinguent par leur couleur rouge vif et sont constitués par du tissu fibreux cicatriciel. Les pyramides ont une structure absolument normale. Les groupes cellulaires du plancher du 4° ventricule sont fortement pigmentés sans atrophie appréciable.

Dans la protubérance il existe plusieurs petits foyers et kystes qui sont plus volumineux que ceux de la moelle. Quelques-uns laissent voir dans leur milieu ou sur leurs bords une branche artérielle oblitérée et recouverte d'un amas de pigment. La masse du foyer est ou fibrillaire, dure, colorée en rouge sombre par le carmin, ou bien elle est vésiculeuse, réticulée, farcie de nombreux corps granuleux. Sur chaque coupe, on compte plusieurs de ces petits foyers, dont quelques-uns seulement se trouvent situés dans les pyramides.

Voici maintenant les trois observations de Demange qui se rapprochent le plus de la nôtre. Dans un quatrième fait du même auteur les lésions de sclérose étaient infiniment plus considérables et s'éloignaient du type ordinaire.

OBSERVATION VII

Demange.

Contracture progressive des membres.— Sclérose diffuse simulant la sclérose fasciculée des cordons latéraux. — Athérome généralisé; périartérite scléreuse des vaisseaux spinaux.

Bourgon Louise, 75 ans, brodeuse, est entrée dans mon service à la clinique des vieillards le 1er mai 1884. Elle a toujours eu une bonne santé; jamais de maladie grave, jamais de rhumatisme; son père est mort hémiplégique.

Elle entre à l'infirmerie pour une diarrhée persistante; néanmoins elle a bon appétit; pas de coliques, langue un peu blanche. Elle est soumise au traitement par la viande crue, l'opium et le bismuth, et la diarrhée cesse après une quinzaine de jours.

A cette époque, on note l'état suivant :

La pointe du cœur bat au 6e espace, à 2 centim. en dehors du mamelon, l'impulsion du cœur est vive à la pointe. A l'auscultation les bruits sont irréguliers : le 1er bruit est parfois dédoublé; le 2e est normal, timbre parcheminé du bruit valvulaire; pas de souffle.

Les artères sont très peu athéromateuses aux radiales, et dans les artères superficielles, carotides, fémorales, temporales. Le pouls radial est irrégulier, mais non dur.

La respiration est normale.

Urines normales; ni sucre, ni albumine.

Intelligence nette, seulement quelques idées tristes.

La diarrhée ayant complètement disparu, le 2 juin Louise Bourgon quitte l'infirmerie pour rentrer dans les dortoirs.

Le 20 novembre de la même année nous la retrouvons à l'infirmerie dans l'état suivant:

Elle a notablement maigri, et s'est affaiblie; depuis deux

mois on a remarqué qu'elle se voûtait notablement ; en outre elle éprouvait de la difficulté à marcher, ses jambes se raidissaient et devenaient lourdes, et enfin la tête s'inclinait du côté gauche, et la malade ne pouvait la redresser complètement.

Nous notons en effet une contracture persistante des quatre membres. Elle est très prononcée aux membres inférieurs ; ceux-ci sont raides, se ploient avec difficulté, et ne peuvent s'étendre ; il y a une contracture des muscles fléchisseurs de la cuisse et des adducteurs. Les jambes sont fléchies sur les cuisses et on ne peut écarter les cuisses ; la malade est dans le décubitus latéral.

Les réflexes tendineux sont augmentés ; la percussion des tendons rotuliens détermine une secousse brusque des jambes bien plus marquée que chez un vieilllard de son âge ; le redressement du pied détermine du tremblement dans les pieds et les jambes. La marche est devenue impossible.

Dans les bras on note une raideur très nette, avec un peu de contracture des biceps.

Il existe une rétraction des muscles droits abdominaux et du sterno-mastoïdien gauche, d'où l'incurvation du tronc en avant et le torticolis gauche.

Rien dans les articulations.

La sensibilité est conservée.

Nous examinons avec soin à cette époque, c'est-à-dire sept mois après le précédent examen, l'état du cœur et des vaisseaux et nous constatons que les bruits sont plus rudes et plus irréguliers ; mais ce qui nous frappe surtout, c'est l'état athéromateux très prononcé des artères radiales et fémorales. Le pouls radial est dure, l'artère donne sous le doigt la sensation d'une corde dure. L'athérome a donc fait des progrès très notables et très nettement constatés.

Le 28 novembre la contracture a beaucoup augmenté dans les 4 membres ; les jambes sont fléchies à angle aigu sur les cuisses et celles-ci sur le bassin ; les genoux se touchent et se croisent, on ne peut les séparer. Dans les membres supérieurs,

C.

la contracture a notablement augmenté ; le redressement du pied détermine encore des réflexes ; l'incurvation du tronc a augmenté ; la tête se rapproche des genoux et est bien plus déviée du côté gauche par la contracture du sterno-mastoïdien.

Urines et selles involontaires.

Une eschare apparaît au sacrum ; la malade s'affaiblit de plus en plus ; la contracture augmente encore et enfin la mort arrive le 4 décembre 1881.

Peu après la mort, la contracture avait complètement cessé, et on avait pu étendre complètement les membres.

Autopsie. — Les poumons sont atteints d'emphysème sénile et de broncho-pneumonie du sommet gauche arrivée en quelques points à la période d'hépatisation grise.

Le cœur est légèrement dilaté ; son diamètre transversal mesure 11 cent., le diamètre vertical 9 cent.

Le muscle cardiaque est mou, en dégénérescence granulo-graisseuse ; teinte feuille morte. Athérome des artères coronaires. Les valvules aortique et mitrale sont suffisantes, mais athéromateuses.

L'aorte est très athéromateuse dans toute son étendue ; on y trouve des plaques, des pustules d'athérome ; elle se déchire facilement ; il y a évidemment une poussée aiguë d'athérome. Elle est dilatée au niveau de la crosse.

Les fémorales, les radiales sont très dures, calcifiées par place.

Le foie est congestionné, un peu cardiaque.

Les reins sont diminués de volume, la capsule est très adhérente et épaissie ; la substance corticale atrophiée ; la surface granuleuse, quelques petits kystes. Il y a une néphrite sénile.

Œdème cérébral sous-méningé ; les artères de la base sont très athéromateuses ; la consistance du cerveau est normale. Les circonvolutions sont intactes ; on pratique les coupes méthodiques et on reconnaît qu'il n'existe aucun foyer de ramollissement ou d'hémorrhagie dans les noyaux centraux ; les capsules sont intactes ; rien dans la protubérance, ni dans le bulbe.

La moelle est enlevée et présente son aspect normal.

Elle est durcie dans le bichromate d'ammoniaque et sur les coupes faites au laboratoire par M. Ehrmann, je constate les lésions suivantes :

A un faible grossissement (obj. 2. Verick), on reconnaît immédiatement une sclérose intéressant surtout, mais non uniquement les cordons latéraux, étendue depuis la région inférieure de la région cervicale, dans toute la région dorsale et lombaire. Cette sclérose intéresse plus particulièrement le faisceau pyramidal ; la sclérose est plus avancée dans la région lombaire et dorsale inférieure ; à la partie supérieure de la région dorsale et inférieure de la région cervico-brachiale elle est moins marquée, mais très évidente. A la région cervicale supérieure les faisceaux pyramidaux sont intacts. Cette disposition anatomique est parfaitement d'accord avec la marche clinique de la maladie, le début ayant eu lieu par les membres inférieurs pour gagner ensuite les membres supérieurs.

Après un examen plus complet, on reconnaît que la sclérose n'est pas nettement fasciculée ; en effet, à la partie moyenne de la région dorsale, elle dépasse le faisceau pyramidal, coiffant en quelque sorte l'extrémité des cornes antérieures. En outre, à la région dorsale les cordons de Goll sont sclérosés dans une notable étendue. Les cordons de Turck et de Burdach sont partout intacts.

La substance grise paraît normale, sauf sur certaines coupes de la région dorsale, où il y a une sclérose péri-épendymaire. Le canal de l'épendyme est oblitéré dans toute son étendue.

La vascularisation de la moelle est bien plus prononcée qu'à l'état normal ; dans les parties sclérosées, les plus fines artérioles médullaires sont plus apparentes. Les grosses artères et notamment l'artère spinale antérieure sont plus larges sur certaines coupes qu'à l'état normal et les parois sont très épaissies.

A un plus fort grossissement (obj. 7, Verick), on reconnaît les détails suivants :

— 53 —

Dans les portions sclérosées, les travées de la névroglie sont bien plus apparentes ; les cellules de la névroglie sont gonflées et les noyaux se colorent fortement par le carmin ; ils sont considérablement augmentés de volume. Les tubes adjacents sont étranglés; la myéline est granuleuse; les cylindres axes sont bien visibles ; dans les points les plus sclérosés, le tube de la myéline a disparu et le cylindre est entouré de tissu conjonctif; mais ce degré de sclérose est rarement atteint.

Les petits vaisseaux artériels sont pour la plupart épaissis dans leurs parois qui sont entourées de noyaux de tissu conjonctif en prolifération. Plusieurs ont leur gaine lymphatique gonflée de corps granuleux; autour d'un plus grand nombre cette gaine a disparu et est remplacée par une tache de sclérose périvasculaire s'étendant autour du vaisseau atteint de périartérite et englobant parfois les tubes nerveux adjacents. Cette disposition s'observe dans les points où la sclérose est la plus avancée.

Il est facile de reconnaître que la sclérose, bien que paraissant nettement fasciculée à un faible grossissement, dépasse en bien des points les limites du faisceau pyramidal, en sorte qu'on voit tous les degrés de la sclérose allant en décroissant jusque vers les parties de la substance blanche restée saine.

OBSERVATION VIII

Demange.

Tabès spasmodique. — Autopsie : Absence de sclérose fasciculée latérale; sclérose disséminée à la région cervico-dorsale; endo-périartérite généralisée des vaisseaux de la moelle; foyers miliaires hémorrhagiques nombreux.

Anne Jacquot, veuve Borée, âgée de 72 ans, est à l'hospice Saint-Julien depuis cinq ans.

En janvier 1883, elle est entrée à la clinique pour une cystite chronique caractérisée par des envies fréquentes d'uriner ; on constate en même temps une leucorrhée abondante. En outre elle éprouve une grande difficulté à marcher ; il existe une contracture permanente des extenseurs et des adducteurs. Les jambes sont dans l'extension sur les cuisses, et on éprouve une grande difficulté à fléchir les jambes sur les cuisses ; on ne peut écarter les cuisses que très légèrement. Les réflexes tendineux sont conservés, les réflexes rotuliens sont même un peu exagérés ; cependant le phénomène du pied ne se produit pas nettement. Dès qu'on place la malade debout, elle est prise de tremblement épileptoïdes qui ne dépasse pas les membres inférieurs, qui persiste tant qu'elle est debout et qui cesse dès qu'elle est replacée sur son lit. La marche est absolument impossible. Pas de troubles de sensibilité. Rien dans les membres supérieurs.

Le toucher vaginal permet alors de reconnaître au fond du vagin un corps étranger qui est extrait avec beaucoup de difficulté ; il s'agissait d'un pessaire annulaire en caoutchouc qui avait été placé il y a 5 ans pour une descente de matrice ; jamais la malade n'avait songé à le retirer et même elle l'avait complètement oublié. Des injections émollientes et détersives font bientôt disparaître la leucorrhée et la cystite chronique.

Mais la contracture des membres inférieurs que j'avais pensé pouvoir attribuer à une contracture réflexe due à la présence du corps étranger dans le vagin, et à l'irritation qui en était la conséquence, ne cède pas ; d'abord légèrement améliorée, elle reparaît bientôt avec les mêmes allures et reste ainsi stationnaire pendant longtemps. Les membres supérieurs sont indemnes, les membres inférieurs seuls sont affaiblis et contractés dans la flexion et l'adduction, avec exagération des réflexes et spasmes musculaires dès que la malade est debout. Il s'agit donc d'une paraplégie spastique, d'un tabes spasmodique.

Le 5 février 1884, l'état s'est aggravé, les membres inférieurs sont contracturés en flexion aiguë ; les talons touchent les fesses, les genoux serrés l'un contre l'autre ; il est impossible de les écarter, et lorsqu'on essaye on provoque des douleurs violentes. Le tronc est incurvé en avant par la contracture des muscles abdominaux ; les sterno-mastoïdiens sont contracturés et la tête est dans la flexion et la rotation à droite. En somme, la malade est couchée dans son lit sur le côté gauche et repliée en Z.

Les membres supérieurs commencent aussi à être raides ; les avant-bras sont dans la demi-flexion avec les bras ; les mains sont respectées. Les mouvements sont devenus impossibles dans les bras et on est obligé de donner à manger à la malade.

La sensibilité est conservée sous toutes les formes ; il y a un peu d'hyperesthésie ; on provoque des douleurs dès qu'on touche la malade et qu'on veut lui faire exécuter un mouvement.

Le 8, incontinence d'urine et de matières fécales ; pas d'eschares.

Le 12, apparition d'une eschare au sacrum ; les contractures persistent et s'exagèrent encore, surtout dans les muscles du cou ; la tête est fortement tournée à gauche. Rien dans les muscles de la face, ni des yeux ; intelligence nette.

Cet état s'aggrave ; le pouls devient petit, filiforme, reste régulier. La température qui jusque-là était restée normale oscille entre 38 et 39° jusqu'à la fin et la malade meurt d'épuisement le 21 février.

A l'autopsie on note un athérome généralisé de l'aorte et des vaisseaux ; une dégénérescence graisseuse du cœur avec myocardite scléreuse et athérome des coronaires.

Les poumons sont congestionnés à la base.

Le foie est petit, granuleux et congestionné.

Les reins sont atrophiés et atteints de néphrite sénile.

Le cerveau est normal ; pas de lésions en foyers, vaisseaux de la base légèrement athéromateux ; la moelle est enlevée ; quelques adhérences des méninges à la face antérieure de la région dorsale. La moelle à l'œil nu paraît normale ; sa consistance est normale. Elle est durcie dans la solution d'acide chromique pour être examinée.

On note de l'ostéomalacie sénile dans les corps vertébraux, sur quelques côtés et à la voûte crânienne.

Examen de la moelle. — Après durcissement, les coupes sont pratiquées au laboratoire par M. Hermann, préparateur, et sur les préparations colorées au picro-carmin et montées par le procédé habituel, j'ai pu constater les lésions suivantes :

Les faisceaux blancs, tant les cordons postérieurs que antéro-latéraux, sont relativement sains, et ne présentent pas la sclérose fasciculée antéro-latérale que les symptômes présentés par la malade nous avaient permis de supposer. Dans la région cervicale, sur une préparation, on constate des taches diffuses de sclérose périartérielle ; l'une siège sur un faisceau pyramidal d'un côté seulement ; les autres sont constituées par deux traînées de sclérose empiétant sur les confins des cordons de Goll et de Burdach ; cette sclérose est caractérisée par un épaississement très appréciable de la névroglie, mais n'allant pas jusqu'à étouffer les taches de myéline ; au milieu d'elles, on voit de nombreux vaisseaux atteints d'endo-périartérite. Une tache analogue de sclérose diffuse apparaît encore sur une coupe de la région dorsale supérieure, au niveau d'un faisceau pyramidal, puis au niveau des cordons de Goll à la partie inférieure de la région dorsale. Sur toutes les autres préparations intermédiaires et sur celles de la région lombaire, les cordons blancs sont sains. Il ne s'agit donc point ici de sclérose fasciculée, mais de taches de sclérose diffuse d'origine vasculaire, irrégulièrement disséminées et peu nombreuses (4 fois sur 17 coupes).

Le canal de l'épendyme est oblitéré dans presque toute son étendue par une prolifération de cellules endothéliales.

La substance grise a son aspect normal dans toute l'étendue, sauf sur une coupe de la région cervicale où l'on constate une sclérose péri-épendymaire ; les cellules des cornes antérieures sont en nombre normal ; elles sont fortement pigmentées, parfois un peu diminuées de volume, mais on reconnaît très nettement le noyau et le nucléole.

Ce qui frappe, en examinant les 17 préparations faites dans toute l'étendue de la moelle, c'est la présence : 1° d'une endopériartérite généralisée ; 2° de nombreux foyers miliaires hémorrhagiques anciens disséminés dans toute l'étendue de la moelle, uniquement dans la substance grise ; sur nos préparations nous avons pu constater au moins 13 de ces foyers hémorrhagiques.

Les vaisseaux artériels sont bien plus apparents que sur une moelle normale. Sur un grand nombre d'entre eux on constate une prolifération endothéliale, et surtout un épaississement de la paroi ; il y a à la fois endo et périartérite. Sur plusieurs préparations on note la même altération dans les vaisseaux des méninges spinales. Le long de plusieurs de ces vaisseaux on constate des corps amyloïdes assez nombreux. Les diamètres des vaisseaux sont très variables, les uns normaux, les autres manifestement augmentés de dimension, surtout ceux dont la paroi est la plus épaisse.

En plusieurs points, et exclusivement sur les vaisseaux de la substance grise, notamment sur ceux qui sont situés au niveau du col de la substance grise, et dans les cornes antérieures on constate, autour d'un petit vaisseau artériel dont les parois sont atteintes de périartérite, un petit foyer hémorrhagique annulaire, enveloppant parfois complètement le vaisseau ; reconnaissable par la présence des globules rouges plus ou moins déformés, qui ont fait irruption dans la gaine lymphatique des vaisseaux. La matière colorante du sang a formé sur plusieurs points une zone ocreuse d'imbibition. Enfin sur une préparation on constate un foyer hémorrhagique qui a fait irruption dans le fond du sillon antérieur.

Sur une préparation correspondant à la partie inférieure de la région dorsale, on constate au niveau du col, d'un côté un de ses foyers hémorrhagiques périvasculaires, et de l'autre côté, au même niveau, à côté d'un vaisseau atteint de périartérite, une sorte de disque plein dans lequel on reconnaît à un fort grossissement une structure qui le rapproche d'une paroi

artérielle épaissie et tapissée par des noyaux en prolifération ;
il nous paraît vraisemblable qu'il s'agit là d'un anévrysme miliaire d'un vaisseau de la moelle, dont le rasoir a détaché le
fond en pratiquant la coupe.

En résumé, les lésions qui caractérisent cette moelle sont
quelques taches rares de sclérose diffuse, et surtout une endo-
périartérite généralisée, ayant déterminé un état moniliforme
du vaisseau, probablement un anévrysme miliaire que les
hasards des coupes nous ont fait constater, et enfin surtout de
nombreux foyers miliaires hémorrhagiques périvasculaires,
ayant fusé dans les gaines lymphatiques des vaisseaux médullaires en formant comme de petits anévrysmes disséquants le
long de leurs parois.

Observation IX

Demange.

*Apoplexie médullaire ; contracture progressive des membres
inférieurs. — Athérome généralisée ; rhumatisme chronique. — Endo-périartérite des vaisseaux de la moelle ; quelques
points de sclérose périvasculaire ; hémorrhagie dans le sillon antérieur et autour d'un vaisseau de la commissure.*

Saulnier Anne, âgée de 80 ans, entre à la clinique des vieillards le 17 février 1881. Elle a toujours eu une bonne santé ;
pas de syphilis ; ancien ulcère variqueux de la jambe.

Au mois de septembre 1880, elle fit une chute en montant un
escalier, et se fractura le col du fémur ; elle fut transportée
à la clinique chirurgicale où elle fut soignée, puis sortant de
là elle est placée dans mon service en février 1881.

Je constate alors les signes d'une ancienne fracture du col
du fémur gauche. La malade a toute son intelligence et répond
très nettement aux questions qu'on lui pose. Interrogée sur la

façon dont s'est faite la chute, cause de la fracture, elle nous donne d'une façon très précise les renseignements suivants : elle montait, dit-elle, un grand escalier très facile (l'escalier du théâtre où elle servait comme ouvreuse), et elle se tenait après la rampe, quand tout d'un coup elle sentit ses jambes fléchir et devenues incapables de la porter ; elle ne perdit pas connaissance et se cramponna après la rampe ; néanmoins elle tomba sur les marches de pierre et quand on la releva elle avait une fracture du col du fémur gauche. Déjà, affirme-t-elle, trois fois auparavant, pareille faiblesse lui était survenue dans les membres inférieurs, mais elle était tombée sur le plancher sans se faire de mal.

A son entrée, à Saint-Julien, il n'existe aucune paralysie des membres inférieurs ou supérieurs ; pas de paralysie faciale, intelligence nette, rien enfin qui peut faire supposer une lésion cérébrale.

Les artères sont fortement athéromateuses ; au cœur on perçoit un souffle systolique à la pointe avec rudesse à la base. Douleurs rhumatismales ; la malade ne peut quitter son lit, néanmoins sa santé se maintient jusqu'en janvier 1882.

Vers cette époque, les douleurs rhumatismales la font beaucoup souffrir ; et elle est atteinte de plusieurs poussées successives de rhumatisme chronique qui finit par envahir presque toutes les articulations.

Indépendamment de ce rhumatisme chronique, on constate des douleurs vives et lancinantes, venant par intermittences le long du trajet des deux nerfs sciatiques, mais plus particulièrement du côté de la fracture. Ces douleurs sciatiques persistent plusieurs mois et ne se calment que par de nombreuses injections de morphine.

Peu à peu la jambe droite d'abord, puis la jambe gauche se rétractent ; elles deviennent le siège de contractures douloureuses, qu'on ne peut vaincre sans provoquer de vives douleurs ; la sensibilité reste intacte ; les réflexes tendineux, d'abord exagérés disparaissent ; la rétraction augmente surtout du côté droit ; la jambe gauche est fléchie à angle aigu sur la cuisse et celle-ci sur le bassin. Les membres supérieurs jusque là indemnes deviennent raides et douloureux.

Cet état persiste jusqu'en janvier 1884 ; l'œdème des membres inférieurs survient ; accès d'asystolie, eschare au sacrum et aux trochanters ; mort le 9 janvier.

Autopsie. — Surcharge graisseuse du cœur, dilatation générale de l'organe ; diamètre transversal, 14 cent. ; diamètre vertical, 12. Myocardite granulo-graisseuse. Endocardite valvulaire chronique portant sur les valves mitrale et tricuspidienne.

Athérome des coronaires. Athérome aortique. Emphysème pulmonaire ; congestion des bases.

Foie granuleux et cardiaque.

Reins séniles.

Sur plusieurs articulations, genou, épaule, on trouve les lésions articulaires, du rhumatisme chronique, état rugueux des cartilages, stries, état velvétique, ulcérations, etc.

L'encéphale est normal, les artères de la base sont athéromateuses ; à la coupe, on ne trouve aucun foyer d'hémorrhagie ou de ramollissement.

La moelle est enlevée, et à l'état frais paraît saine dans toute son étendue.

Après durcissement dans l'acide chromique, des coupes sont faites dans toute l'étendue de la moelle par M. Hermann, préparateur, et sur les préparations ainsi obtenues je peux constater les lésions suivantes :

Dans toute la hauteur de la moelle il existe une lésion vasculaire caractérisée par une endo-periartérite et surtout une periartérite ; ce sont surtout les vaisseaux centraux situés autour de l'épendyme qui sont intéressées.

Sur quelques préparations, notamment à la région cervicale, il existe une sclérose périvasculaire commençante, envahissant surtout les cordons postérieurs, tantôt les cordons de Goll, tantôt ceux de Burdach ; il n'y a pas de sclérose fasciculée ; en quelques points la sclérose occupe également les cordons latéraux ; mais dans une très faible étendue en hauteur.

A la région dorsale, les cordons sont sains, ainsi qu'à la région lombaire ; dans celle-ci la sclérose périvasculaire siège surtout autour de l'épendyme.

Les cornes grises et les cellules des cornes antérieures sont de dimension normale, fortement pigmentées.

Enfin, à la partie inférieure de la région cervicale, il existe dans le fond du sillon antérieur un ancien foyer hémorrhagique dont le sang s'est infiltré dans le sillon dans une étendue de 1 centimètre environ en hauteur ; sur une préparation on trouve également un ancien foyer hémorrhagique interstitiel autour d'un vaisseau de la commissure qui est entouré par le sang épanché dans une étendue de quelques millimètres autour du vaisseau. Ce vaisseau est atteint de périartérite.

Il nous reste maintenant à retracer brièvement le mode d'évolution et l'aspect clinique des malades atteints de contracture tabétique progressive. Cette étude a été très remarquablement faite par Demange, au travail duquel nous devrons faire plus d'un emprunt. C'est forcément du reste un tableau un peu schématique que celui de cette affection, puisque la physionomie en change suivant la répartition et le degré des lésions. On peut se convaincre à la lecture des observations qu'elles présentent bien des points de différence. Cependant la ressemblance est encore assez grande pour qu'on puisse fusionner ces faits et essayer d'en donner une moyenne.

Il s'agit de gens généralement très avancés en âge (de 70 à 80 ans). Ils sont pris graduellement d'une grande faiblesse des membres inférieurs, qui les force à se condamner au repos. Dans notre observation cette impotence fonctionnelle des jambes semble s'être installée assez rapidement. La moindre marche provoque une fatigue considérable. Les membres ainsi parésiés ne sont pas le siège de douleurs vives. Tout au plus les malades y ressentent-ils des fourmillements, des picotements, une vague sensation d'engourdissement. Bientôt à la parésie se joint la raideur. Les jambes ne peuvent plus être facilement repliées sur les cuisses et les cuisses sur le bassin. A cette période les malades sont généralement forcés de garder le lit.

Si on les examine alors, on se trouve en présence d'individus amaigris, et d'habitude fort affaiblis. Les masses musculaires sont diminuées de volume et assez flasques, sans qu'il existe pourtant à proprement parler d'atrophie musculaire. Dans un des faits de Demange se trouve cependant notée une atrophie en masse des muscles du mollet.

La raideur, qui tend à se généraliser, est surtout marquée aux membres inférieurs. La contracture se fait ici suivant deux types : le type de flexion qui est le plus fréquent, et le type d'extension dont notre observation fournit un exemple.

Dans le premier type, les jambes se replient sous les cuisses, les cuisses sur l'abdomen. Le malade est alors couché en chien de fusil. Si la contracture du tronc se fait en emprosthotonos, il est tout à fait pelotonné sur lui-même.

Dans le second type, type d'extension, le malade est au contraire étendu dans le décubitus dorsal ; chez notre malade la contracture des muscles de la nuque et un léger degré de renversement du tronc en arrière transformaient tout le corps en une tige rectiligne et rigide.

Les adducteurs de la cuisse sont contracturés. Les genoux arrivent au contact et s'accolent fortement. Au bout d'un certain temps on peut même voir se former des eschares au niveau des condyles internes des fémurs.

Les réflexes rotuliens, exagérés au début ne tardent pas à disparaître ou même à s'abolir entièrement.

La trépidation épileptoïde peut se montrer dans les cas accentués qui revêtent le masque du tabes dorsal spasmodique.

La sensibilité reste intacte dans ses différents modes, au toucher, à la douleur, à la température.

La réaction électrique des muscles n'a pas été cherchée.

Nous avons dit que la raideur pouvait s'étendre au delà des membres inférieurs, on la voit en effet, gagner le tronc, et déterminer les diverses modalités de contracture observées dans le tétanos. Les membres supérieurs sont d'habitude atteints à un degré assez léger.

Le trismus n'existait ni dans notre observation ni dans celles de Demange. Il s'était montré passagèrement dans le fait de Leyden que nous avons rapporté. Jamais on n'a noté de déviation de la face ni de strabisme.

En dehors de cette contracture, les malades ne présentent aucun autre signe morbide, à moins d'une localisation de l'artério-sclérose sur un autre organe. Il est ordinaire en effet que ces vieillards aient le cœur ou les reins modifiés.

On entend des souffles dans l'aorte. Les battements du

cœur sont irréguliers du fait d'une myocardite interstitielle, avec hypertrophie et dégénérescence du muscle.

Ces vieillards sont habituellement polyuriques. Ils
rendent des urines claires, abondantes, décolorées, avec
des traces d'albumine. L'œdème des jambes s'observe
assez fréquemment.

Les artères, constamment athéromateuses, forment
sous la peau de fortes saillies qui s'accusent encore du
fait de l'émaciation des téguments.

Au bout d'un certain temps, des eschares apparaissent
à la région sacrée ou sur les fesses. Le malade s'affaiblit
et meurt dans une sorte de marasme tabétique. La mort
peut être hâtée par l'éclosion d'accidents asystoliques.
Ou bien, ce sont les phénomènes de la fièvre uro-sep-
tique qui mettent fin à l'évolution morbide. Les malades
meurent alors avec la langue sèche, une teinte jaunâtre
de la peau, et après avoir rendu pendant quelque temps
des urines ammoniacales. Du reste, l'évacuation invo-
lontaire des matières fécales et de l'urine est la règle
dans les derniers mois de l'affection.

« On peut distinguer, dit Demange, deux périodes
dans la marche de la maladie. Au début, les muscles
sont simplement plus raides, moins prompts à exécuter
les mouvements volontaires; la marche est encore possible, mais le malade s'avance les jambes tendues et
cherchant à suppléer à la mobilité des articulations des
genoux et des hanches par des mouvements du bassin;
il a la marche du canard. C'est la période de raideur.
Plus tard la raideur est devenue de la contracture; celle-
ci est permanente. Les tentatives de flexion ou d'exten-

sion des muscles provoquent des douleurs souvent très intenses et quelquefois des secousses musculaires. C'est la période de contracture proprement dite ».

La durée de la maladie a été pour la malade que nous avons observée d'environ une année. Dans les faits rapportés par Demange elle fut de onze et de douze mois et dans un enfin, de quatre mois seulement

La marche a été sans cesse envahissante et progressive; jamais il n'a été observé de périodes d'arrêt. La mort est donc la règle.

CHAPITRE II

ANATOMIE PATHOLOGIQUE

Il est bien difficile de marquer la différence qui sépare les modifications séniles des organes, résultat d'un processus physiologique de régression, des lésions pathologiques à proprement parler. « Les changements de texture, dit Charcot, que la vieillesse imprime à l'organisme s'accusent parfois à un tel degré que l'état physiologique et l'état pathologique semblent se confondre par des transitions insensibles et ne peuvent plus être nettement distingués. »

La signification même du mot sénilité change plusieurs fois suivant les auteurs qui l'emploient. Tandis que les uns le prennent dans une acception très compréhensive et décorent du nom de lésions séniles la plupart des altérations rencontrées à l'autopsie, d'autres auteurs n'accordent cette dénomination qu'aux lésions de nature régressive, du genre des hypoplasies, et qui ne portent pas le cachet des lésions irritatives ou inflammatoires.

C'est surtout à propos de l'artério-sclérose que le débat s'élève. Un grand nombre de médecins considèrent cet état anatomique comme une conséquence nécessaire de la vieillesse. Pour eux, c'est un attribut banal, indi-quant simplement l'usure de l'organisme, et qui résulte des progrès de l'âge ou d'une foule d'autres causes qui provoquent la sénilité prématurée. Cette conception cadre bien avec la description histologique que donnent Cornil et Ranvier de l'athérome à son début. Pour ces auteurs en effet le phénomène initial serait une dégéné-rescence graisseuse des éléments sous-endothéliaux de la tunique interne. Il s'agirait donc d'une véritable hypo-plasie, et la prolifération conjonctive serait secondaire.

Mais si l'on se reporte aux travaux plus récents, et en particulier à ceux de M. Hippolyte Martin, on est conduit à admettre que tel n'est pas le procédé par léquel se constitue l'athérome. Il s'agit en réalité ici d'un pro-cessus primitivement conjonctif, et le fait initial est une prolifération d'éléments embryonnaires. La dégé-nérescence graisseuse ou calcaire ne se fait que secondaire-ment, et, d'après cette conception, l'athérome doit être rangé dans les artérites chroniques, c'est-à-dire dans le cadre des phlegmasies.

C'est à ce point de vue que notre maître, M. Lance-reaux, envisage cette question. Il est du reste bien évident que si l'artério-sclérose était une lésion sénile, elle serait proportionnelle à la décrépitude de l'individu. Or, on voit journellement des vieillards, extrêmement âgés et tombés dans la décrépitude complète, et qui n'ont que peu ou pas de lésions artérielles. Inversement, on ob-serve à chaque instant des adultes très vigoureux, de 40 à 50 ans, des hommes qui n'ont fait aucun excès et qui n'ont été soumis à aucune cause exceptionnelle d'usure, et dont le système artériel est déjà profondément modifié. Mais alors, chez ces derniers individus on retrouve une foule de manifestations morbides, dans leur passé ou dans leur présent, qui toutes se rapportent à l'herpétisme. On est ainsi conduit à rattacher l'artério-sclérose à cette maladie et non à la sénilité.

La localisation de l'artério-sclérose sur la moelle, la myélite diffuse chronique dont le point de départ est une artérite chronique liée à l'athérome généralisé, nous paraît dont injustement désignée sous le nom de *moelle sénile*. Cette expression convient au contraire aux faits dans lesquels sont notés des phénomènes de régression des éléments nerveux, sans altération vasculaire, si tant est que cette forme de lésion ait été nettement observée dans la vieillesse.

Leyden, qui a très complètement étudié les altérations qu'il est commun de rencontrer dans les moelles de vieillards, n'a pas fait cette distinction, et il décrit en bloc sous le nom d'altérations séniles toutes les modifications qu'il a rencontrées. « La moelle du vieillard, dit-il, est en général ferme et se durcit plus vite et plus facilement que celle d'un jeune homme. La différence entre la substance grise et la substance blanche est mieux tranchée ; on distingue aussi beaucoup mieux les origines des racines nerveuses. Les modifications microscopiques les plus remarquables et les plus fréquentes sont :

a) *La présence de très nombreux corpuscules amyloïdes.* Ils sont accumulés autour du canal central ou bien on les trouve à la périphérie dans la couche corticale gélatineuse; ils existent aussi en plus ou moins grand nombre le long des vaisseaux; à mesure qu'on s'éloigne des vaisseaux, ils deviennent plus rares, mais on les rencontre dans les interstices des fibres nerveuses Les racines nerveuses postérieures en contiennent à leur point d'émergence, mais pas plus loin, vers la périphérie. Ces corpuscules amyloïdes farcissent quelquefois ainsi la moelle dans toute sa longueur depuis le filum terminale jusqu'à la moelle allongée et la protubérance; même dans certains cas c'est dans la moelle cervicale et dans la moelle allongée qu'ils sont le plus abondants et qu'ils se montrent d'abord; ils sont particulièrement nombreux dans la couche corticale gélatineuse et au pourtour du canal central; ils sont plus discrets dans la substance gélatineuse de Rolando. A un moment donné ils peuvent aussi pénétrer dans la substante grise, mais cela n'arrive que rarement et à une période plus avancée; ils se montrent alors en très grande abondance autour des vaisseaux des cornes antérieures. Bien que l'existence et la signification des corpuscules amyloïdes dans le système nerveux ne soient nullement élucidées, on peut cependant les considérer comme l'expression d'une atrophie chronique. Ils accompagnent presque toujours la sclérose chronique de la moelle et on les a observés en quantité colossale dans quelques cas d'atrophie de la substance grise, dans la paralysie infantile. Du reste, on a noté encore d'autres signes d'atrophie, notamment :

b) *L'atrophie des cellules nerveuses.* — L'altération sénile la plus fréquente et pour ainsi dire constante des cellules nerveuses de la substance grise consiste dans une forte pigmentation. Les grandes cellules des cornes antérieures se remplissent d'un amas de granulations pigmentaires jaunes qui masquent le noyau. On considère cette forte pigmentation, tout aussi bien que celle des cellules de la couche corticale du cerveau, comme un signe d'atrophie ; toutefois elle n'est pas particulière à l'atrophie sénile, on la voit aussi dans la sclérose ; elle ne saurait en aucun cas être regardée comme la cause d'un trouble fonctionnel quelconque, vu qu'à l'état normal certains groupes de cellules sont extrêmement pigmentés, et que dans la moelle même, des cellules peuvent offrir une pigmentation tout à fait insolite, sans qu'il y ait eu pendant la vie aucune perturbation fonctionnelle appréciable.

L'atrophie des cellules nerveuses est un phénomène plus sérieux, qu'il nous a été donné d'observer une fois dans un cas type ; les cellules des cornes antérieures étaient, surtout dans la partie dorsale supérieure, tellement diminuées de nombre et de volume, qu'on aurait pu croire qu'il s'agissait d'une atrophie musculaire progressive. En même temps, il y avait de nombreux amas de corpuscules amyloïdes et une atrophie de la partie postérieure des cordons latéraux. Nous ne saurions dire si les cas de ce genre sont fréquents, mais on pourra, dès à présent, songer à établir un rapport entre cette atrophie et la diminution progressive des muscles chez le vieillard.

c) *Atrophie des cordons de la moelle.* — Elle est encore plus rare et nous paraît être en relation avec l'atrophie des cellules nerveuses. Dans le cas que nous avons observé, elle intéressait la partie postérieure des cordons latéraux ; elle n'était d'ailleurs pas très prononcée et se manifestait par une plus forte imprégnation par le carmin. D'autres cordons, notamment ceux de Goll, présentaient aussi une couleur plus sombre que d'habitude, mais moins foncée cependant que la partie postérieure des cordons latéraux. Au microscope cette atrophie se caractérisait surtout par des amas de corpuscules amyloïdes et de quelques rares corps granuleux : ce caractère suffisait à lui seul pour distinguer la lésion qui nous occupe de la dégénération descendante secondaire ; mais on pouvait être d'autant plus porté à admettre l'existence de cette dernière, que dans la protubérance il existait de petits foyers de ramollissement : l'idée d'une dégénération était du reste à rejeter absolument, puisque les pyramides et leur entre-croisement étaient normaux, et que la lésion des cordons latéraux ne commençait qu'au niveau du renflement cervical. Il y avait donc une parenté étroite entre l'atrophie des cordons et celle des cellules nerveuses, absolument comme dans l'atrophie musculaire progressive.

d) La présence de *corps granuleux* disséminés en quantités plus ou moins considérables est un fait rare.

e) Les *altérations vasculaires*, surtout celles des petites artères, sont fréquentes et importantes. Dans le sillon antérieur les vaisseaux ont souvent leur tunique externe épaissie, riche en noyaux, recouverte çà et là d'un amas de granulations pigmentaires jaunes. Dans la substance blanche aussi bien que dans la grise on rencontre d'ordinaire des altérations vasculaires très étendues, mais elles ne sont pas partout également prononcées. Les vaisseaux les plus volumineux ont leur tunique conjonctive augmentée d'épaisseur, riche en noyaux, recouverte d'amas de pigment ou de corps granuleux et ordinairement aussi de nombreux corpuscules amyloïdes. Les vaisseaux plus petits également revêtus de corpuscules amyloïdes sont sclérosés, leur paroi est homogène, brillante et épaissie, de telle sorte que leur lumière est plus ou moins diminuée, ils sont semblables aux vaisseaux ayant subi la dégénérescence amyloïde, mais il n'y a pas de coloration par l'iode.

f) Mais l'altération qui ressemble le plus aux altérations cérébrales c'est le développement de *foyers de thrombose artérielle sénile.* On ne saurait comparer leur fréquence à celle des ramollissements cérébraux causés par la sénilité ; cependant nous avons trouvé plusieurs fois dans la moelle de petits foyers capillaires de ramollissement. »

Les altérations purement régressives de la moelle, les altérations séniles vraies doivent être fort rares, et il nous semble que la plupart des modifications indiquées par Leyden se rapportent à des moelles artérielles. Du reste, le même auteur ne donne pas ces lésions comme constantes dans la vieillesse.

L'artério-sclérose de la moelle donne lieu à des altérations d'étendue fort diverse. Tantôt les vaisseaux seuls sont atteints, et les faisceaux ou les cornes sont à peu près indemnes : la sclérose ne rayonne pas autour des artères. Ce type nous a été représenté par des coupes d'une moelle que M. Toupet, préparateur d'anatomie pathologique à la Faculté, a bien voulu nous montrer. Les vaisseaux contenus dans le sillon antérieur étaient considérablement dilatés. Il y avait un épaississement notable de leur paroi qui était fibrosée. Mais on n'observait aucune trace de sclérose périartérielle, ni dans les faisceaux voisins. Les cornes antérieures contenaient un certain nombre de corpuscules amyloïdes.

Tantôt, à un degré plus avancé, les artérioles malades sont entourées d'une zone qui prend fortement la coloration rose par le carmin. De cette zone circulaire, partent à la périphérie des pointes conjonctives qui rayonnent dans le tissu ambiant. A la lésion artérielle se joint alors une sclérose en îlots, qui affecte la forme étoilée. C'est à cette forme anatomique que se rapporte notre observation personnelle.

Dans un autre type, quand les lésions sont encore plus accentuées, il existe une véritable sclérose diffuse. Celle-ci prédomine au niveau des cordons latéraux. Mais elle peut atteindre aussi les zones radiculaires postérieures et les cordons de Goll. L'observation contenue dans le dernier mémoire de Demange peut donner une idée de l'étendue parfois considérable de cette sclérose médullaire. Dans des formes avancées il se joint à la lésion conjonctive des désordres variés du côté des tubes nerveux. Ceux-ci sont étouffés par la prolifération conjonctive. La myéline se désagrège, se segmente et il est probable qu'elle est résorbée en grande partie par des leucocytes migrateurs, suivant le processus si bien étudié par Babinski dans la sclérose en plaques. Les cylindres-axes résistent plus longtemps. Quelques-uns persistent, dénudés au milieu du tissu conjonctif de néoformation. Quelques-uns disparaissent.

Les grandes cellules motrices des cornes antérieures subissent aussi des changements dans leur aspect. Elles se chargent de granulations pigmentaires jaunâtres qui masquent leur noyau. Quelquefois elles s'atrophient. Duplaix a montréque la prolifération conjonctive était souvent très active autour de ces grandes cellules. Celles-ci, plus ou moins atrophiées ne remplissent plus l'espace libre qui leur est normalement destiné, d'où l'existence d'un espace vide entre la cellule et la ceinture conjonctive qui l'entoure.

On conçoit, d'après ce que nous venons de dire, quelle variété dans l'expression clinique doit résulter de la diversité de ces lésions, et du degré auquel elles sont parvenues. Aussi, ne doit-on pas s'étonner de nous voir ranger sous la dépendance des lésions artérielles de la moelle, des états symptomatiques aussi différents que l'affaiblissement musculaire progressif, le tremblement et la contracture tabétique progressive. Les deux premiers syndromes s'accompagnent du reste généralement d'une certaine raideur dans les membres atteints.

L'extension de la lésion aux cornes antérieures rend

compte des phénomènes d'atrophie musculaire qui se montrent quelquefois et qui acquièrent un degré assez élevé dans une observation de Demange.

Les myélites sont divisées, comme on sait, en myélites systématisées et myélites diffuses. Dans cette seconde espèce dont le type est la sclérose en plaques, ce qui marque le début du processus histologique, c'est la prolifération conjonctive. Il se fait une diapédèse abondante de cellules lymphatiques. Les tubes nerveux sont comprimés, leur myéline se désagrège en blocs irréguliers, qui s'incorporent aux globules migrateurs et sont ainsi résorbés. Les cylindres d'axe restent isolés dans la gangue conjonctive, ou quelquefois, ils disparaissent comme dans la forme destructive de la sclérose en plaques. Mais un fait constant et très remarquable c'est la lésion des vaisseaux qui sont constamment atteints d'endo-périartérite. Il en résulte que beaucoup d'auteurs veulent donner aujourd'hui à la sclérose disséminée une origine vasculaire.

Nous voyons déjà l'analogie de ces myélites diffuses, et en particulier de la sclérose en plaques, avec l'artériosclérose de la moelle. Cette dernière lésion mérite absolument de rentrer dans le groupe des myélites diffuses, avec la dénomination que lui donne M. Lancereaux de myélite scléreuse d'origine artérielle.

Pour ce qui est des myélites systématisées, il importe au point de vue du processus histologique, de les distinguer avec Babinski en primitives et secondaires. Les myélites systématisées primitives, dont le type est la sclérose des bandelettes externes du tabes ataxique, se rapprochent très intimement par le caractère de leur lésion des myélites diffuses, et en particulier de la sclérose en plaques. Ici aussi les lésions vasculaires prennent un développement considérable. C'est ce qui a tenté un grand nombre d'auteurs qui ont fait du tabes une maladie ayant son point de départ dans le système vasculaire de la moelle. Ordonnez autrefois, de nos jours Adamkiewicz, Letulle, Hippolyte Martin ont soutenu cette opinion. Et cette conception sans être encore universellement admise s'appuie déjà sur un nombre respectable de preuves. A leur fait de sclérose systématique combinée MM. Ballet et Minor n'hésitent pas à assigner une origine vasculaire.

Un rapprochement est donc encore possible entre ces myélites systématisées primitives et la myélite diffuse de l'artério-sclérose.

Seule la myélite systématisée secondaire s'en éloigne absolument. Dans la dégénérescence descendante des faisceaux pyramidaux qui suit les lésions en foyer de l'encéphale, la nature du processus histologique est toute différente. Ici la destruction des tubes nerveux dégénérés se fait suivant le mode indiqué par Ranvier dans le bout périphérique des nerfs coupés, et non par un processus irritatif simple comme dans le bout central des nerfs sectionnés, et comme dans les myélites dont nous nous sommes précédemment occupés. Enfin, et c'est là le trait essentiel qui sépare les deux ordres de lésions, aucune altération vasculaire n'est retrouvée dans le cordon dégénéré.

Dans sa thèse récente, Dubief a donné une description très complète des lésions diffuses de la moelle dans la paralysie agitante. Il compare ces lésions à celles de la moelle dite sénile, y trouve de grandes analogies, et conclut à l'identité du tremblement sénile avec la maladie de Parkinson. Or, ce qui manque dans la moelle des agitants, ce sont les altérations vasculaires. La dégradation des tubes nerveux et la prolifération conjonctive se font sous une influence que nous ignorons, mais en tout cas n'ont pas de rapport avec une artérite chronique. Cette particularité suffit pour nous faire mettre une limite infranchissable entre la myélite artérielle et la myélite de la paralysie agitante. Les raisons cliniques, comme nous l'avons vu, plaident également contre l'identité de nature des deux affections : tremblement sénile et tremblement de Parkinson, malgré les analogies symptomatiques, et malgré l'existence de types de transition.

CONCLUSIONS

I. — L'expression de *moelle sénile* sert à désigner des états anatomiques disparates.

II. — Il y a lieu de distinguer une régression simple des tubes médullaires s'accompagnant d'un léger degré de sclérose secondaire, et une autre altération bien différente qui consiste en une sclérose diffuse liée à la localisation spinale de l'artério-sclérose généralisée.

III. — La première de ces lésions est de l'ordre des hypoplasies, à elle seule convient légitimement le nom de moelle sénile. On ne peut la rapprocher que d'une seule autre altération médullaire, à savoir, la dégénérescence descendante ou ascendante des faisceaux blancs.

IV. — La myélite scléreuse d'origine artérielle au contraire est une lésion d'ordre irritatif, une véritable phlegmasie chronique, une myélite au vrai sens du mot. Elle se rapproche au point de vue de la nature du processus histologique de la sclérose tabétique et de la sclérose en plaques.

V. — Les principales formes cliniques qui expriment cette altération de la moelle sont : l'affaiblissement progressif des vieillards, la contracture tabétique progressive et les complexus symptomatiques simulant les scléroses systématisées ou la sclérose en plaques.

INDEX BIBLIOGRAPHIQUE

Adamkiewicz. — *Die blütefässe der menschlichen Ruchenmarks* (Wien. Acad. der Wissench., 1882, p. 469), et Arch. fur Psych. und Nervenkr., 1880.

Babesin. — *Ueber die selbstandige combinirte seiten und hinterstrang-sclérose der Ruchenmarks* (Virchow's archiv., 1879).

Babinski. — *Etude anatomique et clinique sur la sclérose en plaques* (Th. de Paris, 1885, ch. II).

Ballet et Minor. — *Etude sur un cas de fausse sclérose systématique combinée de la moelle* (Archives de Neurologie, 1884).

Brousse (A.). — *De l'involution sénile* (Th. agrég., Paris, 1886).

Charcot. — *Leçons cliniques sur les maladies des vieillards.* Paris, 1874.

Charcot. — *Du tremblement sénile* (Progrès médical, 1876).

Charpentier. — *Sénilité précoce* (Annales médico-psychologiques, décembre 1884).

Demange. — *Le tremblement sénile et ses rapports avec la paralysie agitante* (Revue de médecine, 1882, p. 58).

Demange. — *Contribution à l'étude des scléroses médullaires d'origine vasculaire* (Revue de médecine, 1884, p. 753).

Demange. — *Contribution à l'étude des lésions scléreuses des vaisseaux spinaux* (Revue de médecine, 1885, p. 1).

Demange. — *De la contracture tabétique progressive* (Revue de médecine, 1885, p. 515).

Dublet. — *Essai sur la nature des lésions dans la maladie de Parkinson* (Th. de Paris, 1877).

Duplaix. — *De la sclérose* (Th. de Paris, 1883, et Arch. gén. de méd., 1885).

Durand-Fardel. — *Traité des maladies des vieillards*, 1863.

Empis. — *De l'affaiblissement musculaire progressif chez les vieillards* (Arch. gén. de méd., avril et mai 1882).

Erb. — *Krankh. der Ruckenmarks*, Hand. 1880.

Fernet. — *Des tremblements* (Th. agrég. Paris, 1872).

Geist. — *Klinik der Greisenkrankheiten. Erlangen*, 1860.

Lancereaux. — *Traité d'anatomie pathologique*, t. III, p. 466.

Letulle. — *Note sur l'existence des lésions cardiaques dans l'ataxie locomotrice* (Gazette médicale de Paris, 1880, n°° 39 et 40.

Leyden. — *Traité clinique des maladies de la moelle épinière* (Traduction française de Richard et Viry, Paris, 1870, p. 382 et suivantes).

Martin (H.). — *Recherches sur la nature et la pathogénie des lésions viscérales consécutives à l'endartérite oblitérante progressive (scléroses dystrophiques)* (Revue de médecine, 1881, p. 369).

Picot. — *Art. Tremblement, in nouveau Dictionnaire de médecine et de chirurgie pratiques.*

Raymond. — *Art. Tabes, in Dictionnaire encyclopédique des sciences médicales.*

Raymond. — *Anatomie pathologique du système nerveux*, 1886, p. 337.

Trousseau. — *Clinique médicale*, t. II.

Vulpian. — *Leçons de physiologie générale et comparée du système nerveux*, Paris, 1886.

Vulpian. — *Maladies du système nerveux (moelle épinière)*, t. II, Paris 1886, p. 710.

TABLE DES MATIÈRES

IMPRIMERIE LEMALE ET Cⁱᵉ, HAVRE

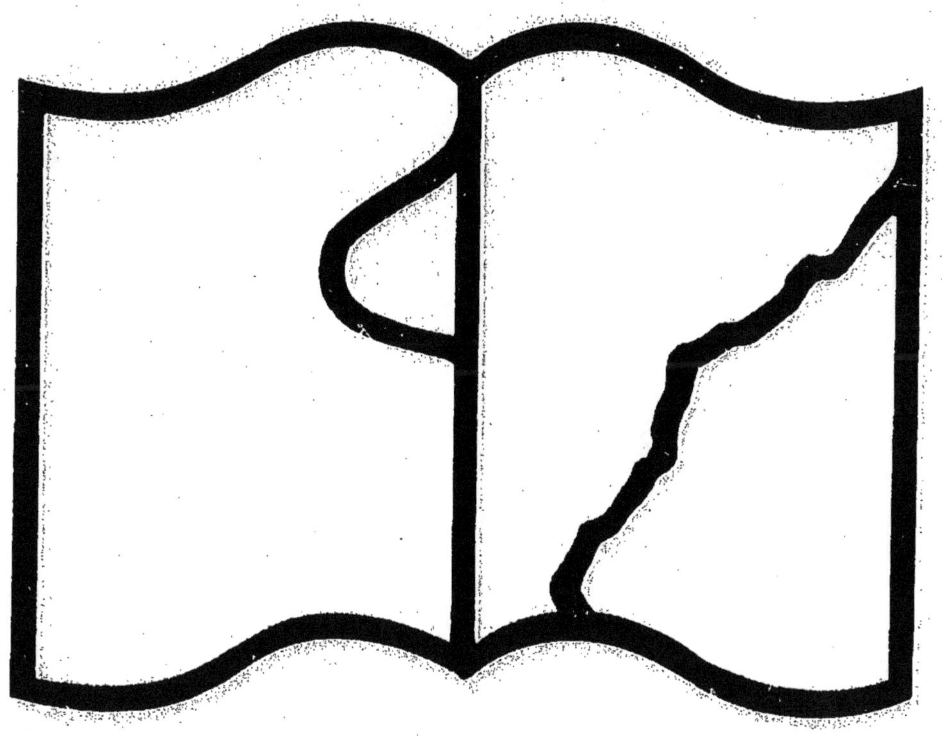

Texte détérioré — reliure défectueuse

NF Z 43-120-11

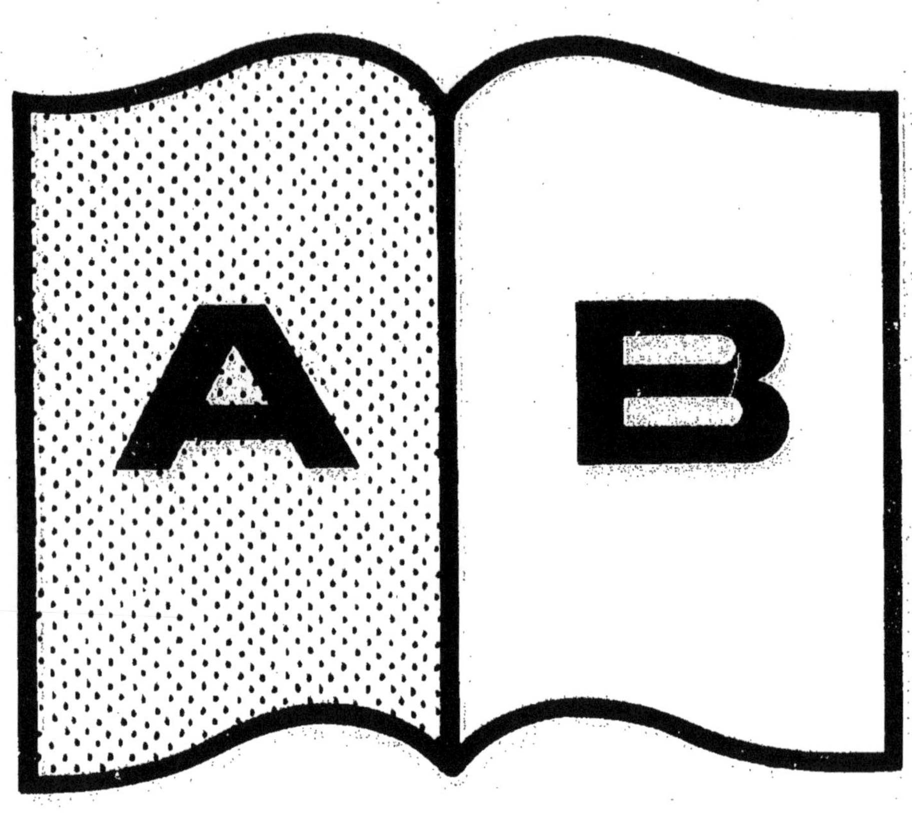

Contraste insuffisant

NF Z 43-120-14